ストレスチェック時代の職場の「新型うつ」対策

理解・予防・支援のために

下山晴彦［監修］
中野美奈［著］

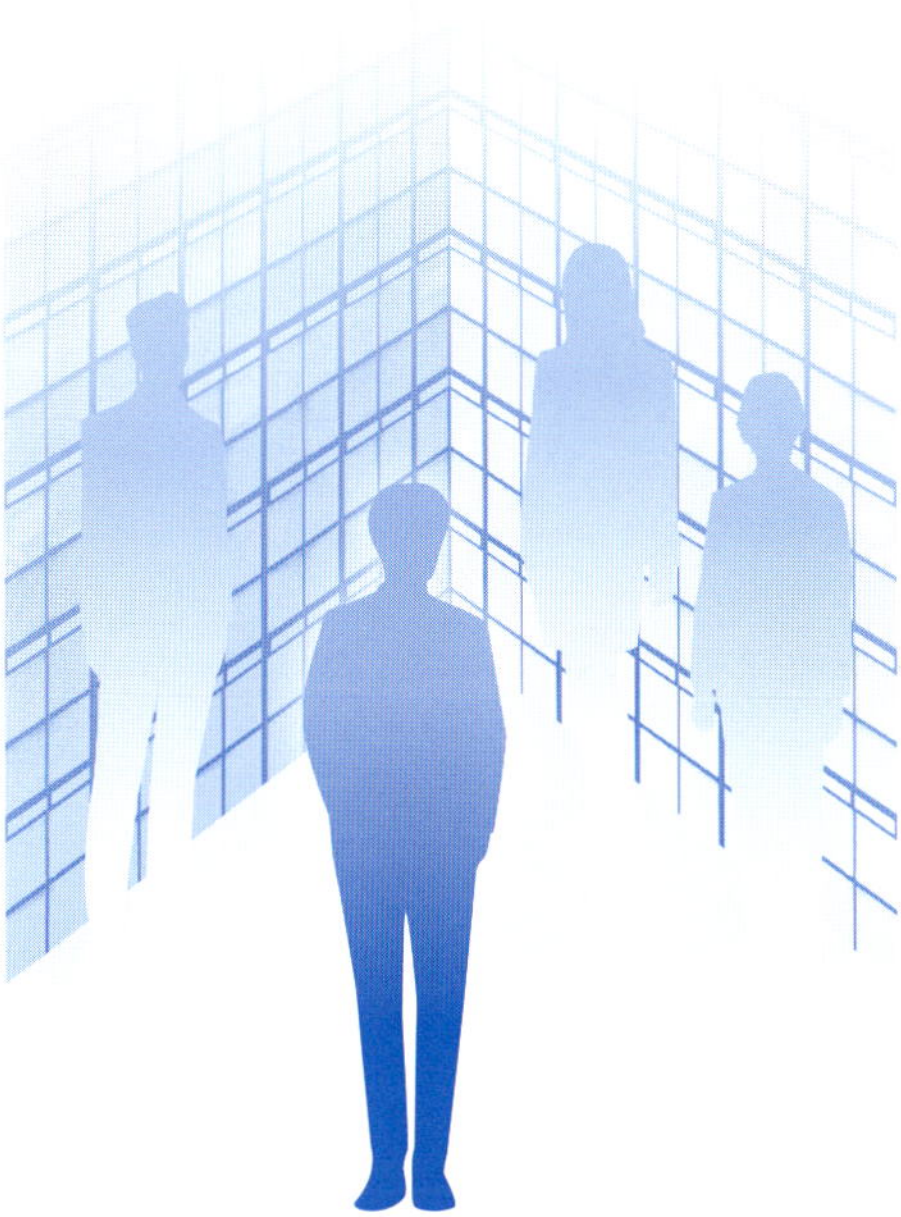

ミネルヴァ書房

監修者のことば

我が国では、深刻な職場のメンタルヘルス問題への対策として、二〇一五年に従業員五〇人以上の事業体には年一回のストレスチェックを義務付ける制度が導入されました。ストレスが高い結果となった従業員から申し出があった場合には、事業者は、医師の面接を受けさせることや、医師の助言による業務の見直し等を求められることになりました。また、政府は、うつ病の予防に向けて啓発活動を展開し、働き方改革を掲げ、職場のメンタルヘルス改善に取り組んでいます。しかし、このような努力にもかかわらず、うつ病などの精神疾患を理由に労災認定された人の数は毎年上昇し続けています。また、大手企業を含む様々な機関における過重労働によるうつ病の発症や自殺も報告されています。

このようにメンタルヘルス対策の成果が上がらない原因のひとつとして、本書のテーマである「新型うつ」の問題があります。〝うつ〟と一言でいっても、実はその種類は多様なのです。しかも、厄介なことに、異なる種類のうつには異なる対応が求められるのです。特に本書で扱っている「新型うつ」では、従来の「うつ病」にとって望ましいとされる対処の仕方では、逆に問題を悪化させてしまいます。さらに悪いことに、この「新型うつ」は、若者の間で増えています。したがって、うつ病の予防に向けて従来の発想のみで啓発活動をすればするほど、問題は改善するどころか、悪化してしまう可能性があるのです。

なぜそのようなことが起きるのかは、本書を読んでいただければよく理解できます。著者は、丹念に「新型うつ」の社員と関わった人たちを対象にインタヴューや調査をして、その問題のメカニズムを実証的に明らかにしています。研究に基づいて作成されたチェックリストも掲載されています。そして、この「新型うつ」の人々にどのように対応したらよいかのヒントをわかりやすく教えてくれます。

このように本書では、職場のメンタルヘルスを改善する具体的ヒントが、実証的な研究の成果に基づいてわかりやすく説明されています。産業領域で働くメンタルヘルス専門職だけでなく、企業や行政機関等の組織において人事や労務を担当する皆様にとって必携の書物となっています。ぜひ、多くの方に読んでいただきたく思っています。

下山晴彦

二〇一八年一月

はじめに

産業領域で大きな問題となっている「新型うつ」が本書のテーマです。まず、事例を一つご紹介しましょう。

Kさん（二七歳男性・独身）は三重県出身です。実家には両親と四歳年上の姉がいます。小さい頃から人見知りで、同じクラスの子に自分から話しかけたりするのは苦手だったため、新しい環境に慣れたり友達を作ったりするのに時間がかかるほうでした。学生時代にクラブ活動はほとんどしてきませんでした。趣味はインターネットで、ITの知識はかなりのものです。高校を卒業後、東京の私立大学の経済学部へ進学するために単身上京しました。友人の数は少ないものの、大きなトラブルもなく大学を無事に卒業し、東京に本社のあるIT関連企業に入社しました。現在入社して五年目です。

そのKさんが、出勤時の頭痛や腹痛と、気分の落ち込みを訴えてメンタルクリニックにやって来ました。「うつ状態」との診断で三か月の休職となり、抗うつ薬が処方されました。休職に入るとKさんの体調はすぐに改善したので、周囲の人たちは職場復帰もスムーズにいくと思っていました。ところが、三か月がほぼ過ぎて復職時期が近づくと、Kさんから人事部に、さらに三か月の休職期間を要する旨の診断書が提出されたのです。

Kさんの上司である課長のMさんはこのことで悩み、会社が加入している、無料で受けられるEA

P（Employee Assistance Program）のカウンセリングで相談してみることにしました。以下は、カウンセリングの受付面接でMさんから語られた内容です。

Kさんは職場で、課長のMさん、同僚のSさん、後輩のTさんたちと同じチームで商品開発関係の仕事をしています。三年半前に他部署から異動してきたSさんは几帳面な性格で、Kさんに対して業務上の注意をすることもあります。部署の先輩であるKさんとしては、そうしたSさんの態度は気に入らないだろうとMさんは考えています。

Kさんの課内での評判はあまり良くありません。マイペースで、SさんやTさんが残業をしていても、自分の仕事が終わればさっさと帰ってしまいます。会社のイベントや飲み会はいつも不参加ですし、周囲への配慮がもう少しあっても良いのではないかとMさんは思っています。

また、Kさんは締め切りのプレッシャーにとても弱いようです。だからといって早めに仕事に着手することはなく、いつもギリギリまで先延ばしにして、周囲の人たちに手伝ってもらって仕上げることもしばしばです。それなのに手伝ってくれたことへの感謝の言葉がないばかりか、「Sさんの教え方がヘタだ」「最初からTさんを担当にすればよかったのに」と不満を漏らすこともあったようです。

ここ二年くらいの間に、Kさんが月曜日に遅刻したり、突然会社を休んだりといったことが増えてきました。別の部署にいる同期の社員によると、Kさんは「仕事が面白くない」「上司がプレッシャーをかけてくる」「Sさんが偉そうでイラつく」「SさんやTさんの方が自分より評価されるのは納得できない」などと不満をもらしていたようです。

Mさん自身、一年前にKさんが社内で行ったプレゼンテーションの後で、「あんな内容では伝わらない」と〝強めに指導〟したことがあります。その翌日から二日間、Kさんは「体調が悪い」と言って会社を休みました。その後は普通に出勤するようになりましたが、Mさんの記憶によると、叱責した後で会社を休むということがその後二回あったようです。

今回のKさんの休職は、Mさんにとって突然の衝撃でした。Kさんの仕事の量も質も過多というほどではありませんし、「うつ」のきっかけとなるような出来事もMさんには心当たりがないのです。しかも、Kさんの同僚によると、休職中にKさんは彼女と旅行に行ったりしているようです。話題のお店を訪ねておいしそうな料理の写真をSNSにアップしたりして、とても元気そうです。「Kさんは本当にうつ病なのでしょうか？私にはとてもそうは見えないのですが…。皆忙しいのに、Kさんの分の仕事まで増えて大変です、こっちが「うつ」になりそうですよ。」とMさんは憂うつそうな面持ちで訴えました。

私が上記のような事例の増加を意識し始めたのは、今から十年以上前某企業の社員として働いていた頃だったように思います。その当時はまだ「新型うつ」という名称が今ほど世間に広まっているわけではありませんでした。「うつ病」を発症する社員はたいてい責任感が強く、頑張りすぎの過重労働で体調を崩すパターンでしたが、彼らとは明らかに異なるタイプの〝うつ〟が存在していることに気がつきました。彼らは「あの人は本当にうつ病なのか？」「仕事したくないだけだろう。」「仕事以外では元気そうに見えるよね。」などと周囲の社員たちに陰で噂されていたものの、公には〝うつ病〟を患っている人として扱われていました。

現在の日本では「うつは心の風邪」という言葉に代表されるように「うつ病」についての啓発が進み、精神科や心療内科受診への抵抗感も減少しているようです。精神的な不調の悩みを自分ひとりで抱え込まず、専門家に援助要請しやすくなったのは非常に良いことだと思います。その一方で、産業領域では従来の「うつ病」のイメージとは異なる、いわゆる「新型うつ」の問題が深刻になってきているようです。

「新型うつ」という言葉はマスメディアなどを通じて耳にすることが多くなりました。たとえばＮＨＫは二〇一二年四月にＮＨＫスペシャル「職場を襲う〝新型うつ〟」を放送し、その反響編を同年九月に特集しています。その番組ホームページでは「新型うつ」が次のように説明されています。「最近、大きな注目を集めているのが〝新型うつ〟と呼ばれる新しいタイプのうつだ。〝新型うつ〟は、若者に多いとされ、従来型のうつ病と同様、不眠や気分の落ち込みなどの症状を呈する一方、常にうつ症状に陥っているわけではないのが特徴だ。職場を離れると気分が回復し、趣味や旅行など好きなことには活動的になり、うつになった原因は自分ではなく、職場など他人にあると考える自己中心的な性格がよく見られるという」。

本書は、私が東京大学大学院在籍中に行った「新型うつ」に関する研究をご紹介しながら、日本の企業における「新型うつ」対策と、臨床における「新型うつ」への介入について述べたものです。本書はまた、私の十数年間にわたる企業従業員としての経験と、大学の心理教育相談室、病院、メンタルクリニック、ＥＡＰ企業で心理臨床家として活動してきた経験にも基づいています。

「新型うつ」に関連する多くの先行研究は、いずれも「診断」や薬物療法などの医療の議論にとどまっています。また、「新型うつ」への対応の提言は医療現場における医師による治療的対応について述べたものがほとんどです。医師や産業医など医療従事者を対象にした、いわゆる「新型うつ」への対応方法について論じた文献は多数ありますが、そのほとんどが担当医師や産業医が「新型うつ」の患者に対応する際の心得や治療方針を述べたものです。企業において「新型うつ」を患う社員の周囲の人たちがどのように考え、彼らと接したのか、周囲がどのような影響を受けたのか、などを扱った研究についての書籍は決して多くないのが現実です。

「新型うつ」の現場である企業では、「新型うつ」に関連してどのような状況が生じているのでしょうか。私は、医療現場から離れた産業領域の現場を意識して研究活動と臨床活動を行ってきました。本書は私が行ってきた研究をベースにしていますが、企業における十数年の就労経験は、職場での多様な「うつ」を研究するうえで非常に助けになりました。複数の企業において、様々な職種の人々と関わりながら仕事をするなかで、様々な人間関係のなかで苦しむ人や、「新型うつ」と呼ばれる事例を複数身近に見てきたことは、非常に貴重な経験だったと思います。

本書の構成として、第Ⅰ部の第1章では日本のメンタルヘルスの問題と企業における現状を、第2章では、「新型うつ」に関連のある疾病について、先行研究をいくつかご紹介します。第3章では、「新型うつ」と間違えられやすいけれど、実は異なる疾患について事例を挙げながら説明します。

第Ⅱ部となる第4章以降は、私がおこなった研究について説明していきます。第4章で紹介する研究では、「新型うつ」の特徴を有する部下が異動してきた際の上司の対応傾向、それに対する部下の反応、状態の変化などに焦点を当てました。第5章の研究では、第4章の内容と比較する意味で、従来型のうつ病を患う社員に焦点を当て、上司の対応傾向および部下の状態変化の傾向を扱っています。第6章では、「新型うつ」の特徴を有する社員、あるいは従来型のうつ病を患う社員の、上司の心情や物理的・精神的負担を比較することを目的とした研究について説明します。

第Ⅲ部では、「新型うつ」についての理解をより深めるために、「新型うつ」の状態に至るプロセスやその症状の特徴に焦点を当てています。第7章では、社員が「新型うつ」の状態に至るプロセスを明らかにすることを目的とし、中立的な立場で職場関係者から話を聴いた産業保健師や看護師を対象とした研究を紹介します。第8章は、「新型うつ」の傾向を評価するための尺度作成の研究をもとに、自分自身の「新型うつ」傾向のチェック項目を紹介します。第9章では、他者用の「新型うつ」尺度の作成を目標とした研究をもとに、他者の「新型うつ」傾向をチェックする項目を紹介します。

第Ⅳ部は、「連携による職場づくりと支援」をテーマにしています。第10章と第11章では、心理専門家であるセラピストを対象にした研究を紹介します。第10章で扱う研究では、「新型うつ」のケースを担当したことがあるセラピストを対象に、それがセラピストにとってどのような体験だったのか、「新型うつ」の心理臨床の実際を調査しました。第11章では、セラピストが自分の経験に基づいて考えたとき、「新型うつ」にはどのような心理的支援が望ましいと考えるのかについての研究を紹介します。第12章では、それまでの章で扱った内容を踏まえ、企業としてどのように「新型うつ」に対処すれば良いのかについて改めて考察したいと思います。

本書が、「うつ病」や「うつ状態」の多様さや、日本の一般企業において見られるメンタルヘルスの問題について関心が高まるきっかけになれば幸いです。

目次

第Ⅱ部　上司による「新型うつ」への対応

第Ⅲ部 「新型うつ」を理解する

第Ⅰ部

職場のメンタルヘルスと「新型うつ」

本書が扱うテーマは「新型うつ」であり、「新型うつ」が見られるのは産業領域、つまり社会人が働いている職場です。第Ⅰ部は「職場のメンタルヘルスと『新型うつ』」についてです。第1章では、本書の研究フィールドである、日本の一般企業におけるメンタルヘルスの現状について説明します。日本企業の職場のメンタルヘルスは全般的にどのような状況なのか、どのような問題が多く見られているのかを、統計データを用いながら述べていきます。

第2章と第3章では、世間で「新型うつ」と呼ばれているものは一体何なのか、どのような現象なのかを改めて整理します。〝新型〟という名前に反して、似たような症状はわりと昔から見られていたようです。第2章で紹介するのは、現在の「新型うつ」の範疇に入ると思われる疾病に関する先行研究です。それぞれの疾病の、個別あるいは共通の特徴について説明します。第3章では、「新型うつ」と間違えられやすい精神疾患について説明します。「新型うつ」には明確な定義がないこともあり、その状態について漠然としたイメージしか持っていない場合は、全く別の疾患の特定の状態のみを見て「新型うつ」と誤解してしまうこともあるかもしれません。私も産業領域の現場で身近に見てきましたが、知識や情報不足のために、メンタルヘルスの問題について誤解や一方的な決めつけが生じることは決して珍しくありません。第3章では、そのような「新型うつ」と混同されやすい疾患についていくつか概説したいと思います。

第1章　職場のメンタルヘルスの現状

1　日本におけるメンタルヘルス問題の増加

他人事ではない心の問題

現代の日本社会は、モノにあふれた豊かな消費社会であり、またSNSなどが発達した高度情報社会でもあります。モノや情報があふれる便利な社会である一方、複雑な社会のなかで様々な心の問題を抱えている人の数が増えているようです。

厚生労働省が三年ごとに行っている「患者調査」によると、気分［感情］障害（躁うつ病を含む）の患者数は二〇〇八年に一〇四・一万人となり、百万人を超したことが明らかとなりました（図1－1）。二〇一四年には患者数が一一一万六千人となり、過去最多の数値を記録しています。うつ病患者の医療機

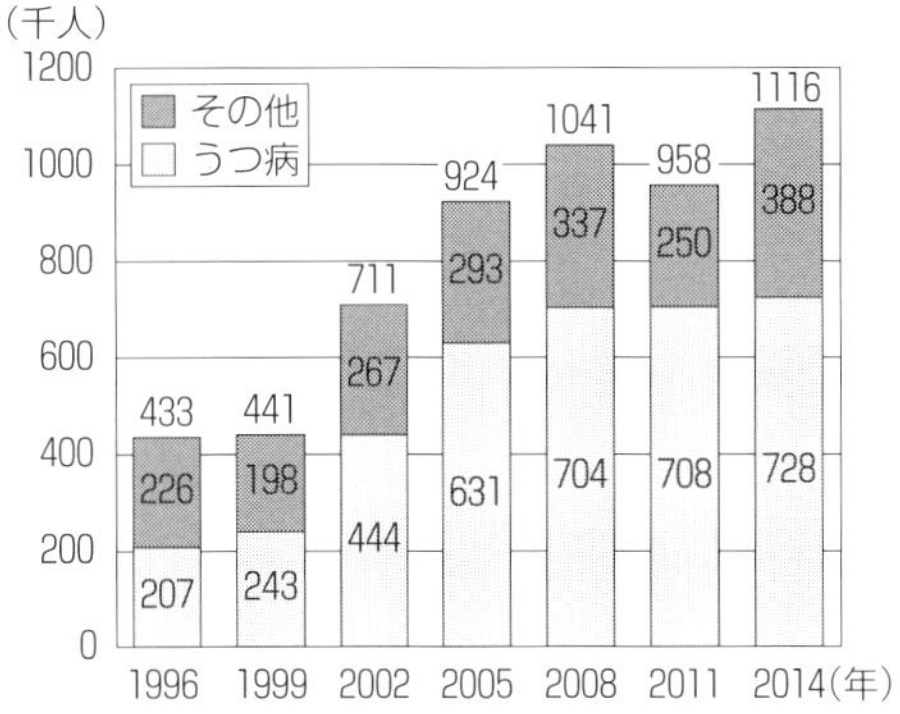

図1－1　気分障害の総患者数

出所：厚生労働省（2015）

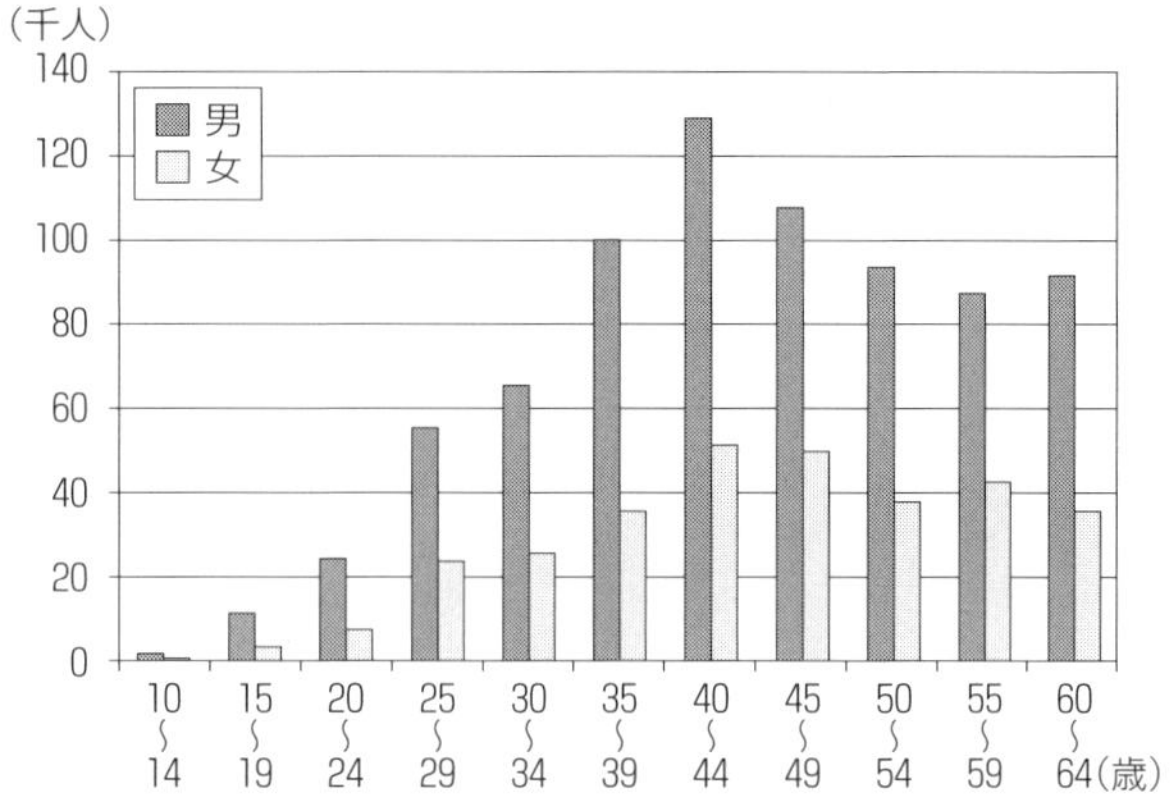

図１－２　2014年の性・年齢階級別の気分障害総患者数

出所：厚生労働省（2015）

関への受診率は低いことが知られていますので、実際にはこれより多くの患者がいることが推測されます。いまやメンタルヘルスの問題は他人事でなく、誰がいつ心の問題や疾患を抱えても不思議ではない時代になっています。

働き盛りに多いうつと自殺

メンタルヘルスの問題は産業領域においても非常に深刻です。「患者調査」の気分障害総患者数を性別、年齢階級別にグラフ化すると、図１－２のようになります。三〇代から四〇代を中心に、働き盛りの年代で気分障害の罹患が多いことがわかります。

警察庁の「平成二八年中における自殺の状況」によると、平成二八年中に自殺した人の数は二一八九七人で、そのうち男性が一五一二一人となっており、全体の六一・九％を占めています。自殺した人のうち「うつ」が原因と思われる人は、男性二三三〇人、女性二一六六人となっています。次の年代別のグラフ（図１－３）を見ると、特に男性は四十代から五十代にかけて、働き盛りの年代で自殺者が多いことがわかります。

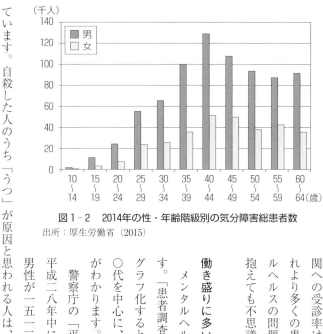

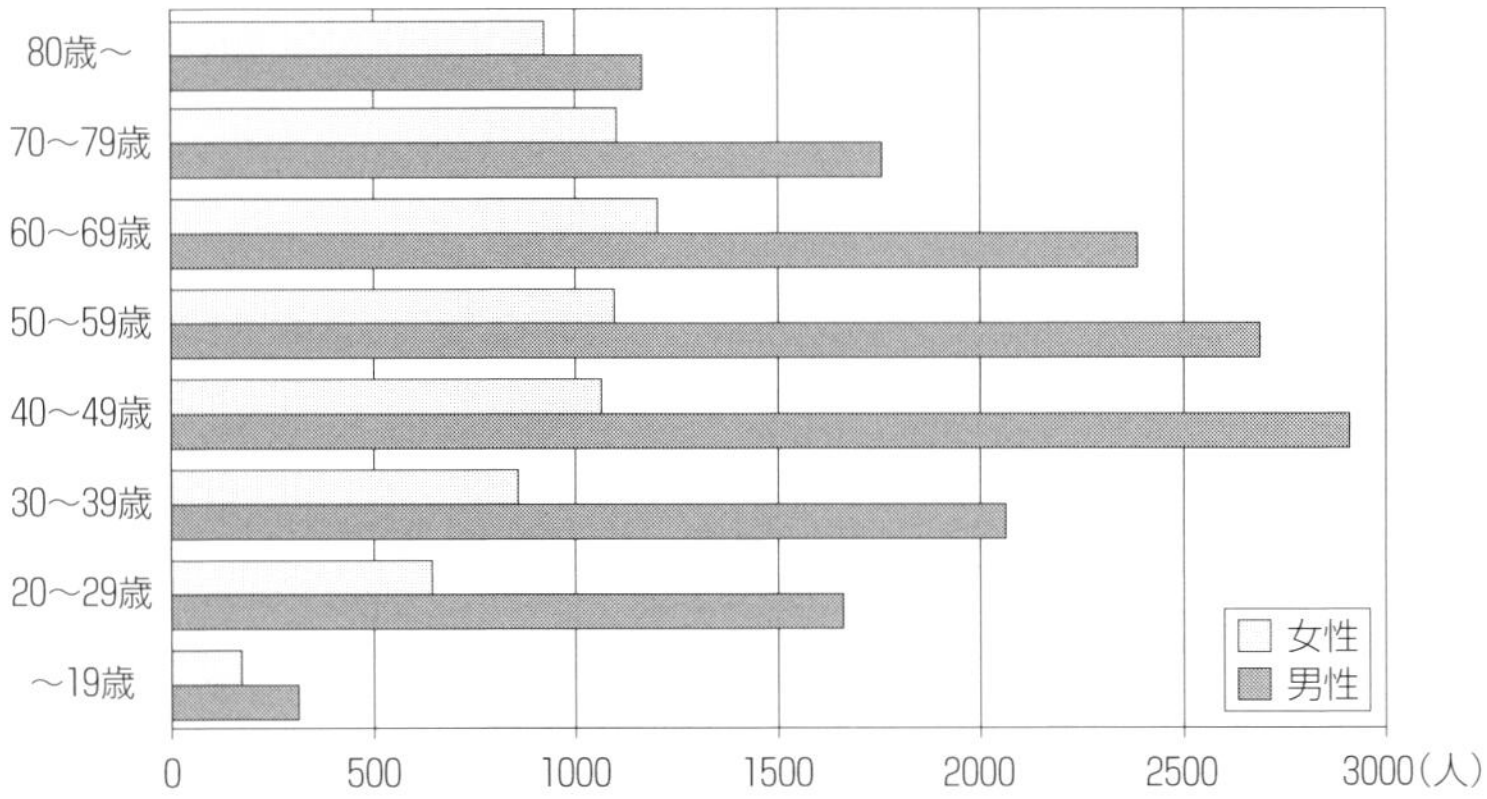

図１－３　2016年中における自殺の状況

出所：警察庁（2017）

企業におけるメンタルヘルス問題

厚生労働省が五年ごとに実施している「労働者健康状況調査」によると、平成二四年において、過去一年間でメンタルヘルス不調により一か月以上休業または退職した労働者がいる事業場の割合は八・一％でした。そのうち、職場復帰した労働者がいる事業所はわずか半数程度（五五％）となっています。また、厚生労働省が行った平成二七年「労働安全衛生調査（実態調査）」によると、「現在の仕事や職業生活に関することで強い不安、悩み、ストレスになっていると感じる事柄がある労働者」の割合が五五・七％になっており、平成二五年調査に比べ三・四％の増加という結果です。

独立行政法人労働政策研究・研修機構は二〇一二年に民間事業所一四〇〇〇か所を対象に「職場におけるメンタルヘルス対策に関する調査」を行いました。調査結果によると、六割弱の事業所でメンタルヘルスに問題を抱えている正社員が存在し、そのうちの三割強（三一・七％）の事業所が、三年前に比べてその人数が増えたと回答しています。企業の規模別（正社員数）で見ると、社員数千人未満では「不調者のいる事業所」が「不調者のいない事業所」をわずかに上回る程度ですが、千人以上の規模の事業所では不調者のいる割合が七二・六%となり、不調者のいない事業所の割合（二六・六%）を大幅に上回っています。メンタルヘルスに問題を抱えている社員は、特に大企業で増加傾向にあることがわかります。

2　産業領域のメンタルヘルス対策

うつ病などのメンタルヘルスの問題は、企業にとって非常に大きな問題です。それは従業員本人の健康問題だけではなく、職場の安全・生産性の低下に繋がり、企業の業績にマイナスの影響を与える問題でもあるからです。

厚生労働省は、二〇〇〇年に「事業場における労働者の心の健康づくりのための指針」を公示し、この指針は二〇〇六年に労働安全衛生法第七〇条の二第一項に基づく「労働者の心の健康の保持増進のための指針」に改正されています。法律に基づく指針となったことで、事業者はよりいっそう適正な実行を求められることになったといえます（島、二〇〇六）。

平成二六年六月には労働安全衛生法の改正が公布され、平成二七年一二月より、労働者数が五〇人以上の事業場では、労働者に対して医師や保健師等によるストレスチェック（心理的負担の程度を把握する検査）を実施することが義務付けられました。ストレスチェックの結果、一定の要件に該当する労働者から申出があった場合は、医師による面接を実施すること、そして必要に応じて就業上の措置を講じることが事業者の義務となっています。

日本政府のこうしたメンタルヘルス対策に対し、企業側も様々なメンタルヘルス向上を目指した取り組みをおこなっています。前述した平成二七年「労働安全衛生調査（実態調査）」によると、メンタルヘルス対策に取り組んでいる事業所の割合は五九・七％（平成二五年調査は六〇・七％）となっています。事業所規模別にみると、百人以上の規模の事業所では九割を超えています。取り組みの内容としては、「メンタルヘルス対策に関する事業所内での相談体制の整備」が四四・四％と最も多く、次いで「メンタルヘルス対策に関する労働者への教育研修・情報提供」が四二・〇％、「メンタルヘルス対策に関する管理監督者への教育研修・情報提供」が三八・六％となっています。このように企業におけるメンタルヘルスケアへの関心は高く、メンタルヘルスケアの取り組みを実施している事業所の数も増加していることがわかります。ちなみに、前述のストレスチェック制度に関しては、ストレスチェックを実施した事業所で、事業所が指定した医師等の専門家による面談等を実施した事業所は四七・一％となっています。そのうち面談等を実施した労働者の割合が八〇％以上だった事業所は二三・四％となっています（厚生労働省、二〇一六）。

3　職場における対人関係問題の増加

このように、政府や企業におけるメンタルヘルス対策は近年活発になってきています。それにも関わらず、メンタルヘルスの問題、特に働き盛りの年代におけるうつ病の問題は依然として大きな問題のようです。丹下・横山（二〇〇七）によると、事業所内で実施しているメンタルヘルスケアに対する評価と事業所の患者率、長期休業者率の間には有意な関連は示されていません。企業において実施されているメンタルヘルスケアが必ずしも有効ではないということです。また、企業においてストレス関連疾患の患者を疾患別に集計したところ、うつ病が半数近くを占めており、自律神経失調症がそれに次いで多く、大半の事業所に何ら

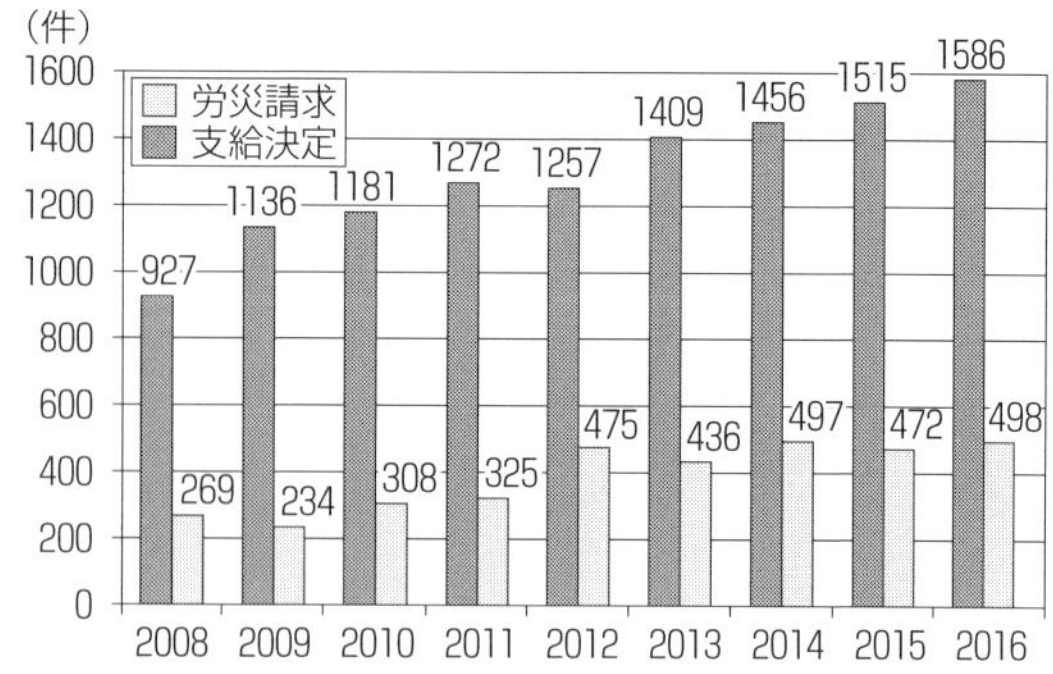

図１－４　精神障害に係る労災請求・支給決定件数の推移
出所：厚生労働省（2017）

かのストレス関連疾患を抱える労働者が存在しているということです。

厚生労働省の「平成二八年度『脳・心臓疾患と精神障害の労災補償状況』まとめ」によると、精神障害の労災請求件数は一五八六件で、前年度と比べると七一件増えています。支給決定件数は四九八件で、前年度より二六件増加しています（図１－４）。

出来事別の支給決定件数では、「（ひどい）嫌がらせ、いじめ、又は暴行を受けた」が七四件と最も多く、次いで「仕事内容・仕事量の（大きな）変化を生じさせる出来事があった」が六三件となっています。

対人関係のトラブルに注目してみると、「（ひどい）嫌がらせ、いじめ、又は暴行を受けた」が前年度決定件数一五一件から一七三件へ増加しています。また、「上司とのトラブルがあった」は、前年度決定件数二五九件から二六五件へと増加しています。上司との人間関係に悩む社員が増えていることがわかります。

産業カウンセラー協会では「世界自殺予防デー（九月一〇日）」に合わせて「自殺予防ダイヤル相談『働く人の電話相談室』」を二〇〇七年より開催しています。平成二八年の実施結果によると、相談内訳では例年どおり「職場の悩み」が最も多く、全体の約三五・二%となっています。そのなかで最も多いのは「人間関係」で、約四割を占めています。また、「パワハラ」に関する悩みが増加しており、前年一六・〇%だったのが平成二八年では二一・四％という結果になっています。「人間関係」や「パワハラ」などの悩みの原因は、上司が五二・七％と最も多く、次いで同僚（二六・六％）であり、職場における周囲の人たちとの関係性で悩んでいる人が増えていることがわかります。

４　「新型うつ」への注目

産業領域において広まってきた社会現象

これまでご紹介してきたように、政府や企業におけるメンタルヘルス向上のための取り組みが促進されているにもかかわらず、メンタルヘルス問題、特にうつ病やストレスへの対応は多くの企業にとって大きな課題となっています。そしてメンタルヘルス問題の原因として、職場の対人問題による大きなストレスが存在しています。

うつ病の増加については、ＳＳＲＩ（選択的セロトニン再取り込み阻害薬）という抗うつ薬の登場や、うつ病についての情報が広く世間に普及し、メンタルクリニックや精神科・心療内科への敷居が下がった結果である、という説もあります。

確かに、「うつ病は心の風邪」といったキャッチコピーによって、世間一般で「うつ病」という疾患の存在が広く知られ、医療機関受診への抵抗感が弱まったことは「うつ病」増加の一つの要因かもしれません。しかし、産業領域におけるうつ病などのメンタルヘルスの問題の背景には、もう一つ大きな要素があるのではないかと考えます。つまり、冒頭で事例をご紹介した、いわゆる「新型うつ」の影響です。後述しますが、「新型うつ」は対人関係の問題が大きく絡んだものですし、従来型のうつ病に対する対策が効果的でない可能性があります。もし、日本の職場において「新型うつ」が増加しており、それに対して従来型のうつ病への対策を行ってきたために、企業におけるメンタルヘルス対策の効果が見られにくいというストーリーが存在するのなら、今後検討すべき課題と言えるのではないでしょうか。

中川・広瀬（二〇〇六）は「新しいタイプのうつ病」、つまり「新型うつ」について次のように述べています。「近年、マスメディアで盛んに〝うつ病〟を取り上げているが、いまだメランコリー型うつ病についての報道であることが多い。ところが、実際の臨床現場ではそのような典型的なうつ病がすべてでないことが、もはや精神科以外の科においても周知のこととなっている。…（中略）…うつ病の概念は病前性格であるメランコリー親和型や執着性格との関連で論じられることが盛んな時代を経て、現在はそのスペクトラムが拡大し、百花繚乱ともいえるほどの多様な概念が存在している。とくに若年層から壮年ではメランコリー親和型は減少し、反対に他者配慮に乏しく、どちらかというと自己中心的、秩序や規則にとらわれず自由奔放、自責的ではなく他責的といった性格を持つうつ病が少なくない。」

傳田（二〇〇九）も、「新型うつ病」という言葉が流行していると指摘し、その特徴を、「若い人に多い」「仕事や勉強のときだけ調子が悪くなる」「うつで休むことにあまり抵抗がない」「自責感に乏しく他責的である」などと挙げています。明確な定義や診断基準はありませんが、これまでの一般的な従来型の「うつ病」のイメージに当てはまらない事例を総称して「新型うつ」と呼ばれるようになったと思われます。産業領域におけるうつ病とは従来、責任感の強さから仕事を抱え込んでしまったり、周囲への気遣いや遠慮から仕事の援助を要請できなかったりする社員が過重労働により罹患するイメージが一般的ではないでしょうか。そして、うつ病を発症した社員は周囲へ迷惑をかけてしまうことについて強い自責の念を抱きがちです。しかし近年では、そういった従来のうつ病のイメージとは異なるタイプのうつ、つまり「新型うつ」と呼ばれているものが増加していると考えられます。

現在では「新型うつ」という言葉が世間一般で広く使用されるようになりつつありますが、その現象自体は実はわりと昔から存在し、産業領域において問題となっていたようです。彼らは職場において「甘えている人」「我儘な人」「嫌な仕事から逃げて病気を装っている人」として認識されがちですが、「うつ病」や「うつ状態」との診断書を有していたことも事実です。そして彼らの病を従来からある「うつ病」とは呼びにくく、そもそも「病」なのか疑わしいという懸念が「新型うつ」という名称に表れているようです。正式な疾患名ではありませんが、「新型うつ」は産業領域において広まってきた社会現象であると考えられます。

マスメディアによる調査と報道

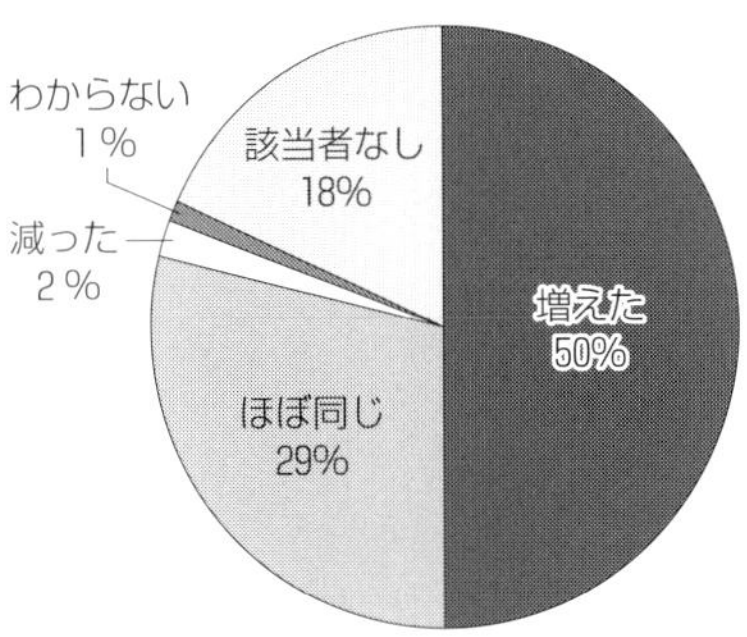

図1-5　「五年前と比べて，『新型うつ』と見られる社員の増減はあるか？」に対する企業の回答
出所：NHK 取材班（2013）

NHK取材班（二〇一三）は、上場企業二二七七社へのアンケート調査を独自に実施しています。有効回答数は五一二社で、その結果を見ると、「五年前と比べて、『新型うつ』の社員の増減はありますか?」という問いに対して、「増えた」と回答した企業は全体の五〇%にあたる二五五社で、「ほぼ同じ」と回答したのは一四八社（二九%）となっています。「減った」と回答したのはわずか二%にあたる一〇社でした（図1-5）。

また、NHK取材班は日本精神神経科診療所協会に所属する東京の二〇二の精神科クリニックおよび神奈川県の一五三の精神科クリニックにアンケート用紙を郵送し、九四のクリニック

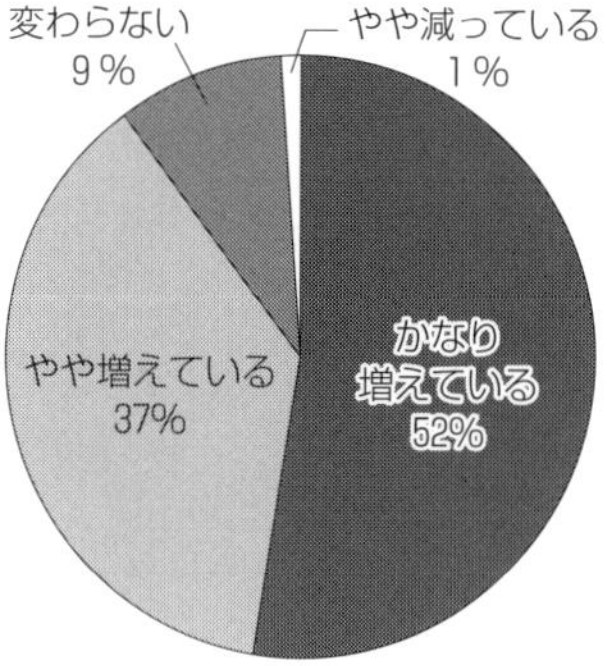

図1－6　「十年前と比べて『新型うつ』と見られる患者は増加しているか？」という質問に対する医師の回答
出所：NHK 取材班（2013）

から回答を得ています。その結果、「十年前と比べて『新型うつ』と見られる患者は増加しているか?」という問いに対して「かなり増えている」と回答した医師は四八人（五二%）、「やや増えている」と回答した医師は三四人（三七%）でした（図1－6）。九〇%近い医師が「新型うつ」の患者の増加を認識していることになります。

林（二〇〇九）は、「他責傾向」や「仕事以外は元気である」などの特徴を持つうつ病を「新型うつ」ではなく「擬態うつ病」と呼び、「うつ病が増えている」という統計は正確ではなく、実は「擬態うつ病」が増えているのだと主張しています。貝谷（二〇〇八）も、新しいタイプのうつ病はうつ病全体の半数近くまで広がっていると報告しています。

「新型うつ」への認識や見解の不一致

「新型うつ」に関しては、精神科医の間ですら議論が分かれています。野村（二〇一六）は、新たな病態論や治療論が展開されていることを考えると、「新型うつ」を「学問的な概念ではない」と黙殺するだけでなく、精神医学会からも積極的に発言していく必要がある、と主張しています。斎藤（二〇一一）が企画に加わった製薬会社のアンケート調査では、いわゆる「新型うつ病」に対して「単純に病気として対処できない」と回答した医師が四三%にのぼっています。回答理由としては、「単なる怠けであって病気ではない」、「日本だけの概念でエビデンスがない」、「求められれば治療はするが本当にすべきなのか疑問」が多くを占めています。専門家である医師の間ですら意見が一致していないことを考えると，「新型うつ」と思われる社員の上司や同僚，職場における周囲の人たちの間で生じる認識や見解の不一致や戸惑いなどは推して知るべしと言えるでしょう。

第2章 「新型うつ」とはどのような現象か

「新型うつ」Aさんの事例

Aさん（二八歳・男性）は、地元の国立大学を卒業後、X社に入社しました。入社当時から、挨拶ができない、気の合う人としか付き合わないなど、人付き合いに難あり、と周囲の人に見なされていました。

仕事でも、同じミスを繰り返して上司から叱責されても、拗ねた様子で反省が見られません。同僚には「先輩が仕事を丁寧に教えてくれないのが悪い」と愚痴をこぼしていたようです。また、何事も自分のやり方で進め、人の意見をあまり聞かないなどの問題がありました。当然、周囲の社員とは人間関係がうまくいきません。

Aさんは月曜日になると「体調不良」で休むことが多かったのですが、最近は曜日に関係なく、腹痛、頭痛、めまいなどを訴えて休むことが増えました。結局自ら精神科を受診したのですが、受診時にはインターネットで調べた「うつ病チェックリスト」を持参していました。そして「この結果のとおり、私はうつ病に違いないと思う。診断書を書いてほしい。薬も色々と調べたのだが，私には○○が合うと思うので，それを処方してほしい」と医師に薬のことまで主張します。結局Aさんは「うつ状態」で二か月間の自宅療養が必要との診断となり，休職となりました。

ところが，休職中にAさんが海外旅行に出かけたり，友人とカラオケではしゃいだり，バイクを乗り回したりしている写真がSNSにアップされていたのです。それを見た職場の上司や同僚は驚き，「うつで体調が悪いのではなかったのか？」と戸惑い驚きました。でもその一方で「これだけ元気になったのなら職場復帰も大丈夫だろう」と安心もしました。しかし，復職時期が近くなると，Aさんの体調は再び悪化します。「体調がまだ良くならず，担当医からも休職延長を勧められた」とのことで，結局，さらに半年間休職期間が延長されることになりました。

表２-１　「新型うつ」の特徴

1	経済的な損得勘定ができる思考力が保たれている。（有給休暇を計算しながら長く休もうとする）
2	他者配慮に欠ける（すぐ休みたがる，迷惑をかけても気にしない，など）
3	対人関係トラブルがうつの原因となっている
4	他責傾向にある
5	仕事を怠けているように見えるときがある（趣味は楽しめている，やりたい仕事しかやらない，休み時間は元気，など）

出所：中野（2014）

本書では，「新型うつ」の概念的な定義を「気分反応性を有し，職場など場面限定的なうつ症状を呈すること」としています。もちろん，他の何らかの医学的疾患によるものは含みません。本書の第Ⅱ部以降でご紹介する研究では，他者から見て具体的に「新型うつ」の特徴を有しているか判別しやすいように，表２-１にあげた五項目を設定しました。

私がおこなった研究では，対象基準を，「うつ病」の診断を受けていることに加え，これら五項目のうち二つ以上に該当することとしました。

既に述べましたが、「新型」という名前に反し、「新型うつ」と同様の現象は、かなり前から見られていたようです。本章では、従来型のうつ病とは異なり、「新型うつ」の範疇に入ると考えられる「うつ」について、先行研究や文献を概観したいと思います。

1 新型うつ病

「新型うつ病」という言葉は巷で耳にすることが多いですし、関連書籍も多く出版されています。しかし「新型うつ病」という名前は正式な病名ではなく、現段階においては診断基準も明確になっていません。

傳田（二〇〇九）は、新型うつ病の特徴を以下の八項目にまとめています。

①若い人に多い
メランコリー型うつ病は中高年に多いが、新型うつ病は若い人に多いことが特徴。

②こだわりがあり、負けず嫌いで、自己中心的に見える
独特の趣味やこだわりの世界があり、それに固執する傾向がある。趣味の分野では際立った才能を発揮することもある。しかし、自負心が強く負けず嫌いなところがあり、周囲と衝突することもある。周囲からは自己中心的、わがままと思われがち。

③自分の好きな活動のときは元気になる
うつ状態で仕事を休んでいても、自分の好きな活動のときは元気になる。すなわち「状況依存性」があり、状況によって好不調の差がある。また、自分に好ましい出来事があるとうつが軽くなるという「気分反応性」も特徴。

④仕事や勉学になると調子が悪くなる
　一見すると怠けているように見られたり、未熟な性格のように思われたりする。
⑤うつで休むことにあまり抵抗がなく、逆に利用する傾向がある
　周囲へ迷惑がかかるのではという配慮はあまり見られず、有給休暇や病休期間も最大限に取って周囲からひんしゅくを買うことも。
⑥疲労感や不調感を訴えることが多い
　自分に都合の悪いことや辛いことに反応して気分が落ち込み、それと同時に身体が重くなって行動ができなくなる。このような状態は周囲から見ると、怠けているのではないか、わざとやっているのではないか、と思われがち。
⑦自責感に乏しく他罰的で、会社や上司・同僚のせいにしがち
　メランコリー親和型うつ病の人は、自責的で、何でも自分の責任と考えてしまう傾向がある。しかし新型うつ病の人は、他罰的で、会社（学校）や上司・同僚（教師・友人）のせいにしがち。未熟、わがまま、自己中心的な面はあるものの、その主張の筋は通っていることが多い。ただ、その場の状況や自分の置かれている立場に対する客観的な視点が欠けているのが特徴。
⑧不安障害（パニック障害、社会不安障害、強迫性障害など）を合併することが多い
　傳田（二〇〇九）によると、新型うつ病は不安障害を合併することが少なくありません。不安障害が先行し、しばらくしてうつ病が発症する場合や、ほぼ同時にうつ病と不安障害が発症する場合がほとんどです。女性の場合は摂食障害と合併することもあります。

　倉成（二〇一〇）は上記に加えて、

表２-２　従来型のうつ病と新型うつ病の病前性格の比較

従来型のうつ病になりやすい人
・仕事熱心 ・完璧主義 ・真面目で几帳面な性格 ・責任感が強い ・協調性があり，他人に気を遣う ・頼みごとをされたら，イヤと言えない
「新型うつ」になりやすい人
・自分は特別だと思っている（漠然とした万能感） ・人から認められたいという強い願望がある ・「その気になればできるんだ」という根拠のない自信がある ・期限に終わらせなければいけないことに強いストレスを感じる ・協調性に欠ける ・決まりごとや暗黙のルールなどに対する反発感・嫌悪感がある ・仕事熱心なほうではない ・イヤなことを避ける傾向がある ・自分ができないこと・納得いかないことを他人や周囲のせいにする傾向がある（他責傾向）

出所：倉成（2010）

⑨本人が「うつ病である」ということを自覚し、自ら受診する
⑩衝動的な自殺願望がある
⑪規則や納期などに強いストレスを感じる
⑫やるべきことに対する回避傾向がある
⑬投薬治療や休養であまり効果が出ず、慢性化することが多い
⑭自分を第一優先に考え、行動する

という特徴を挙げています。さらに、メランコリー親和型うつ病（従来型のうつ病）と「新型うつ」の病前性格の比較を表２-２のようにまとめています。

上記のような特徴を示す新型うつ病ですが、榎本（二〇一〇）は、新型うつ病は以下に示す五つのタイプの病態によく見られる症状を指すことが多いと主張しています。

・逃避型抑うつ
・現代型うつ病
・未熟型うつ病
・ディスチミア親和型うつ病

・非定型うつ病

以下、それぞれのタイプについて概説します。「非定型の特徴を伴う」抑うつ障害としてＤＳＭ－５に記載されている「非定型うつ病」については、本書で扱う「新型うつ」とは異なる別の疾患として第３章でご紹介したいと思います。

２　逃避型抑うつ

逃避型抑うつという概念は、広瀬（一九七七）によって提唱されました。本業からの逃避傾向が大きな特徴ですが、趣味や家庭生活では活動性を保持できることから選択的抑制であると言われています。広瀬（二〇〇八）によると、その診断のポイントは以下のとおりです。

①連休後や月曜日に欠勤しがち。

②職場恐怖の症状が出やすく、会社に近づくと不安が強くなり、引き返すことがある。極端な場合は遁走が見られる。

③抑うつ気分や希死念慮は目立たず、おっくう、だるさなどの抑制、倦怠感、易疲労性が前景に出て、寝込みから欠勤に至る。ただし、身体化症状や心気症状は見られない。

④一般の過疲労気味な勤労者が週末は寝だめをしたり、家でごろごろしがちなのと対照的に、週末は朝早く起きたり、外出やドライブに行くなど活発に過ごす。長い休職にある者が臆面もなく海外旅行に行くのもその延長線上の現象ととらえられる。

⑤評価に過敏であり、認めてくれる上司のもとでは軽躁を思わせるほど張り切り、良い成果を上げることも

あるが、逆の場合は極端に落胆し、欠勤となりやすい。反省、自責はないが、会社や上司を攻撃するほどの精力性は示さない。
⑥他人を押しのけるほどの自己顕示性はないが、自己愛的でプライドは高く、それが傷つけられることには耐えがたいため、それを守るのに汲々としがち。
⑦典型的には三〇歳前後の高学歴の男性が圧倒的に多く、女性にもてる傾向があり、既婚者や、恋人がいる例がほとんど（ただし、遷延後の離婚はあり得る）。
⑧転職に走ることなく、休職期間満了まで留まる傾向。
⑨病識に乏しく、自ら受診することはまれで、上司、妻、親などの強い勧めで受診、入院に至る。
⑩抗うつ薬の効果は初期にはある程度みられるが、次第に目立たなくなる。

広瀬（二〇〇八）によると、生産現場での労働者や女性のケースでは、これらの特徴が薄まり、過食やギャンブル依存などが目立つことがあるそうです。逃避型抑うつを患う人は自己愛性格の特徴と弱力性（内向的で心配性、など）のヒステリー性格の特徴を併せ持ち、気分障害、特に非定型うつ病の体質と相まって、抑うつや不安、恐怖、軽躁を示しやすくなると考えられています。非定型うつ病の特徴である拒絶過敏性は共通した特徴ですが、非定型うつ病では自己愛性格についての明確な言及はありません。

岩橋他（二〇一〇）は、逃避型抑うつを次のように説明しています。「職場における配置転換などをきっかけに、不適応が生じるとうつ状態に陥り、職場での対人関係を避けて出社拒否となります。休職することで、比較的短時間で症状は軽快しますが、復職の時期が近づいてくると、再び出社恐怖の状態になります。しかし、仕事以外の趣味や自分の興味があることに対しては、活発に取り組めるという、いわゆる現実逃避傾向が強く、これが新型うつ病の側面を表しています。」

内村（二〇〇一）は、青年期のアパシーシンドロームや逃避型抑うつが三〇代後半から中年にかけて波及してきていると主張し、三〇代後半に発症した無断頻回欠勤例を示し、その退却・逃避する心性を検討しています。そして、無断欠勤という行動は職場ストレスと家庭ストレスで心休まる場所がなく現実から逃避し、真面目人間から不真面目人間に変身（マイルドな解離または分裂）することによってうつ病に陥るのを回避している状態であると説明しています。

3　現代型うつ病

松浪（一九九一）は、現代的なうつ病の病像にある種の質的変化が加わってきていること、うつ症状および発病様式に深く関わる病前性格が変質しつつあることを指摘し、現代型うつ病という概念を提唱しました。これは、比較的若いサラリーマンなどに典型的に見られる軽症の内因性[1]うつ病の変異型で、抑うつ気分よりも制止（精神的活動の低下）症状が前景に立ち、恐怖症的心性に関係すると思われるいくつかの特徴を有するものです（松浪・上瀬、二〇〇六）。吉野（二〇〇九）は現代型うつ病の特徴として、どこか無気力で漠然とした不全感、職場であまり仕事熱心でない、自己中心的で規範に縛られることを嫌う、仕事上の挫折や人間関係のトラブルなど比較的些細なストレスイベントをきっかけに会社を休む、などを挙げています。従来型うつ病を患った人は、なかなかうつ病であることを認めたがらないケースが多いのですが、現代型うつ病の場合は、インターネットや書籍などで情報を収集し、積極的に自己診断を下したうえで受診するケースがほとんどです。以下に、松浪・上瀬（二〇〇六）が挙げた現代型うつ病の特徴を紹介します。

①比較的若年者（三〇歳すぎから）

②組織への一体化を拒絶しているために、罪責感の表明が少ない。むしろ当惑ないし困惑。職場への忠誠心や同僚への連帯感を表明せず、職場への帰属意識が希薄
③早期に受診する。患者は自分の言動や状態を異常だと感じており、ほとんどすべての症例で患者が自ら進んで受診
④症状が出そろわない：身体症状と制止が主景〜選択的制止(2)
⑤自己中心的（に見える）：他者配慮性が少ない
⑥趣味を持つ
⑦職場恐怖症的心理＋当惑感
⑧インクルデンツ（封入性(3)）を回避：几帳面、律儀ではない
⑨レマネンツ（負目性(4)）恐怖：締め切りに弱い、職場恐怖的心理を有する

現代型うつ病の患者は「会社組織に帰属したくない」という心理を抱えており、「別に会社の一員であることを誇りに思っていません」などと淡々と表明されることが多いといいます。訴えの中心は「やる気がでない」「疲れやすい」などの意欲減退ですが、ときに「出社時に頭痛、吐き気、めまいがする」などの身体愁訴が加わることもあります。抑うつ気分が訴えられないわけではありませんが、非常に憂うつそうなのではなく、現状を苦痛に感じてはいるが心中はむしろ当惑しているという印象があり、上司や同僚との衝突な

（1）脳の生物学的な機能障害。
（2）特定のことに対してのみ、活動できなくなること。
（3）仕事が大変でも几帳面さや律義さを手放すことができず、停滞した状況に閉塞された状況。
（4）仕事をやり遂げたことで新たな仕事が発生したりして、常に負債を負ったような気持ちを抱えること。

どを、苦痛や困難が生じた理由に挙げることがあります（松浪・上瀬、二〇〇六）。社会復帰については、いつまでも復職時期を延ばしたり、復帰後の制限勤務の延長を求めたりすることが多いといいます。そして復帰時出社する際に、パニック発作のような症状が起こったり、会社の前まで行っても中に入れずに帰ってきたりと、恐怖症的行動が出現することがあります。このような行動は従来型うつ病の遷延化例にも見られますが、初発の病相に現れることが現代型うつ病の特徴のようです。

4　未熟型うつ病

「未熟型うつ病」は、阿部ら（一九九五）によって提唱されました。依存的、わがまま、自己中心的、顕示的で他人の目を気にする三〇歳前後の男性に多く見られ、些細なきっかけから生気的な（精神だけでなく身体的な不調を伴う）抑うつ状態に落ち込むといいます。葛藤はするものの、体験に対して神経症的な心理的加工をあまりしない、といった特徴が紹介されています。また、この病の背景には依存と自立をめぐる葛藤があり、社会から自立を迫られる、あるいは自ら自立を志向したときに多く発症するとのことです。

岩橋ら（二〇一〇）は、未熟型うつ病について、子ども時代から両親の保護のもと物質的に何不自由なく育てられた若者が、社会に出て自立を迫られたとき、企業の規範に適応することができず、挫折感からうつ状態に陥るケースであると述べています。内省に乏しく依存的、自己中心的で、周囲に対する攻撃性を持ち、不安感や焦燥感に加え、様々な身体面での不調や、パニック発作などを起こすこともあるといいます。阿部（二〇〇六）によると、未熟型という名前は、社会的規範を受け入れることができない未熟性と、うつ病像自体が制止に固定せず、典型的な躁やうつに分極しないという意味での「未熟」を兼ねているということです。典型的なメランコリー型うつ病を呈する人は一定の社会的役割を果たし、人格の安定性を持っているのですが、未熟型うつ病を呈する人はその能力が不十分であるために、病像自体も安定せず定型的な制止優位のうつ病像を取りません。以下は、阿部（二〇〇六）がまとめた未熟型うつ病の臨床的な特徴です。

①末子に多い傾向がある。彼らは両親や他の兄弟にかわいがられて育つために発達途上で明確な葛藤を形成しにくい傾向にある。社会規範の取り入れや秩序への強い同一化による防衛も希薄で、その性格は依存的、わがまま、自己中心的、顕示的になりやすい。他方で、元来循環気質で人付き合いは悪くなく、思春期までは大きな問題もなく結婚もするが、職業上の葛藤を抱えたり、自立を志向するときに危機的な状況を招いたりする。自分にもっと合った仕事があるのではないかと転職を繰り返したり、自ら起業したりもするが、自分の能力を過大評価しているところがあって、見通しの甘さから必ずしもうまくいかない。無理に仕事を続けているうちに、あるいは失業し仕事が見つからない焦りから抑うつ状態に陥ることが多い。家庭のなかで保護され葛藤の少ない生活史が重要である。

②当初は制止や意欲低下、日内変動[5]、早朝覚醒、食欲低下など内因性の形態を取るが、遷延したり病相を繰り返すと、不安や焦燥、パニック発作、身体症状が出現し、「混合状態」を呈しやすい。患者の苦悩は大きいが、自責に乏しく他者に攻撃を向ける特徴がある。抑うつ状態が長引くにつれ、医療者に対して強い依存を示す一方で、「症状が良くならない」と激しく非難することもある。そのため治療者の方も陰性逆転移を起こしがちで、そのことが治療をますます困難にする。また、入院した途端に軽躁状態を呈し逸脱行動を起こすこともある。

（5）　状態が一日のなかで変動すること。

③病相の遷延化や反復の原因として、自らの置かれた状況がある。これが本人にとって受け入れられるものでない限り、心理的負荷が続き、抑うつ状態の回復が妨げられる。このように本人の職場適応能力に問題があるのに、これを否認し「治らないのは治療が悪いせいだ」と治療者に責任転嫁することもある。一方で、この現実が棚上げされると、軽躁状態を呈することもまれではない。本人の依存性がある程度満たされた庇護的な環境に置かれるか、高望みをやめて現実的な状況認識が可能になって初めて回復する。

④未熟型うつ病患者には自己愛的傾向が認められ、治療関係のなかで行動化を見せることがある。庇護的な環境に置かれる限りでは、概して対人関係もうまくこなすことができ、必ずしも自己愛性人格障害の基準を満たすわけではない。

⑤未熟型うつ病は基本的に双極スペクトラムに属するが、うつ病相は重症化するとしても、激しい躁状態を呈することは少なく、軽躁状態にとどまる。

このように未熟型うつ病とメランコリー型うつ病との人格の境界は明瞭です。五つめの項目では、未熟型うつ病は双極スペクトラムに属すると述べられています。阿部（二〇〇六）によると未熟型うつ病は、庇護的な環境で生活している限り特に大きな問題は生じず、気分障害として事例化してくることは少ないのですが、就職後に自立を志向したり厳しい上司の下で仕事を課せられたりしたときにうつ病発症の危機に陥る恐れがあります。自分のペースが守れなくなる、あるいは乱されることが発症のきっかけとなるようです。

5　ディスチミア親和型うつ病

本来、「ディスチミア」とは「慢性的な気分の不調」を示す言葉として使われてきました（吉野、二〇〇九）。ディスチミア親和型うつ病は、二〇〇五年に樽味・神庭によって提唱された名称です。ディスチミア型うつ病を呈する人は、それほど規範的ではなく、「仕事熱心」という時期が見られないまま、常態的にやる気のなさを訴えてうつ病を呈します。「どこか無気力で漠然とした不全感」を抱える現代型うつ病と似たような特徴を持っていることがわかります。職場であまり仕事熱心でない彼らは抑制よりも倦怠が強く、罪業感とともに疲弊するよりも、漠然とした万能感を保持したまま回避的行動をとる印象がある（樽味・神庭、二〇〇五）とされています。傳田（二〇〇九）によると、ディスチミア型うつ病の症状はメランコリー型うつ病に比べると軽症例が多く、抗うつ薬に対しては部分的な効果にとどまるといいます。その一方で環境の変化によって症状が急速に改善することもあるようです。

ディスチミア親和型うつ病は二〇〇五年に提唱された比較的新しい病態ということもあってか、「新型うつ」＝「ディスチミア親和型うつ病」だと認識している専門家が多いようです。

表2-3はディスチミア親和型うつ病とメランコリー親和型うつ病の対比を示しています。

樽味・神庭（二〇〇五）は、うつ病への脆弱性を構成する遺伝的素因と行動特性、その社会文化的変容といった環境要因の相互作用を考えるとき、「ディスチミア親和型」への着目は、慢性化した抑うつに関する研究の重要な一部となっていくであろうと述べています。

鈴木（二〇一二）は、自身が勤務するクリニック外来での初診患者の診断内訳の推移を検討しており、二

（6） 無意識の心的な葛藤が行動によって表現されること。
（7） 考えるスピードが遅くなり、思考が先に進まなくなる状態。

表2-3　メランコリー親和型うつ病とディスチミア親和型うつ病の対比

	メランコリー親和型	ディスチミア親和型
年齢層	中高年層	青年層
関連する気質	執着気質 メランコリー性格	Student apathy 退却傾向と無気力
病前性格	社会的役割・規範への愛着 規範に対して好意的で同一化 秩序を愛し，配慮的で几帳面 基本的に仕事熱心	自己自身への愛着 規範に対して「ストレス」であると抵抗する 秩序への否定的感情と漠然とした万能感 元々仕事熱心ではない
症候学的特徴	焦燥と抑制 疲弊と罪業感（申し訳なさの表明） 完遂しかねない“熟慮した”自殺企図	不全感と倦怠 回避と他罰的感情（他者への非難） 衝動的な自傷，一方で“軽やかな”自殺企図
治療関係と経過	初期には「うつ病」の診断に抵抗する その後は，「うつ病」の経験から新たな認知「無理しない生き方」を身につけ，新たな役割意識となりうる	初期から「うつ病」の診断に協力的 その後も「うつ症状」の存在確認に終始しがちとなり「うつの文脈」からの離脱が困難，慢性化
薬物への反応	多くは良好（病み終える）	多くは部分的効果にとどまる（病み終えない）
認知と行動特性	疾病による行動変化が明らか 「課長としての私」から「うつを経験した課長としての私」へ（新たな役割意識の獲得）	どこまでが「生き方」でどこからが「症状経過」か不分明 「（単なる）私」から「うつの私」で固着し，新たな文脈が形成されにくい
予後と環境変化	休養と服薬で全般に軽快しやすい 場・環境の変化は両価的である（時に自責的となる）	休養と服薬のみではしばしば慢性化する 置かれた場・環境の変化で急速に改善することがある

出所：樽味・神庭（2005）

〇〇四年から二〇一〇年の推移を見たところ、典型的なうつ病である大うつ病性障害の数が減少し、ディスチミア親和型うつ病が多くなっていると述べています。ディスチミア親和型の病態は難治化しやすいため、専門外来を受診する患者は治療者からみれば「治りにくくなった」と感じるのだということです。

6　退却神経症

退却神経症は笠原（一九八八）によって提唱された概念です。逃避型抑うつなどと同様、かなり昔に認識された病態と言えます。元来完全主義であった優等生タイプの社員が入社後一〇年あたりで発症する傾向にある病態です。仕事などに対して漠然とした不安感を持っていることが多く、「朝起きにくい。眠いというのではなく、心が仕事の方へ向かない。頑張って家を出ても、会社へたどりつくまでに大きな坂がいくつもあるようで、気後れが先に立つ。駅まで到達しても、つい反対方向の電車に乗ってしまう。会社へ電話をかけそびれ、言い訳も思いつけず、夕方まで公園や図書館などで時間をつぶす。なぜなのか、自分でもわからない。」といった症状が典型的（笠原、一九八八）です。以下は、笠原（一九八八）による退却神経症の主な症状です。

①無気力・無関心・無快楽を主症状とし、自分から積極的に助けを求めない。

②無気力は社会生活からの退却、それもその人にとって〝本業〟とでも言うべき中枢部分からの選択的退却となって表れる。サラリーマンなら職場からの、大学生なら専門の学業からの退却である。本業以外の社会生活では決して無気力ではない。

③第三者によって無理やり本業的生活部分に参加させられると、「不安」が出現する。この場合の不安は

普通の不安ではなく、神経症性の不安である。

④本業的生活から退却さえしていれば、不安から完全に解放される。不安神経症や強迫神経症の人なら、どこへ行ってもいつでも不安から解放されることはないが、退却神経症では退却さえしていれば、不安はきれいに消える。

⑤本業から退却して周囲に迷惑をかけたり期待を裏切ったりしているのに、そのことに対してはケロリとしている。涼しい顔で退却を続け、どうにかしなければという真剣な悩みをほとんど感じないでいる。

退却神経症の病前性格としては、几帳面でやや強迫的であり、過敏さと内向性を併せ持っており、人に拒否されることに対し過度に敏感なことが挙げられます。また、自己愛的傾向が強いのも大きな特徴です。笠原（一九八八）は、退却神経症を患う人は敏感そうに見えて本当は人のことを意に介せず、加えて自分が自分について抱くイメージが尊大だと主張しています。また一方で、退却神経症はうつ病と類似した特徴も有しています。例えば朝気分が悪く午後から夜にかけて気分が晴れる、全般的な不安・抑うつ・無気力状態が見られるなどですが、退却神経症は社会適応に挫折して引き下がるという回避的な心理がベースである点が異なります。

7　職場不適応症

職場不適応症は、夏目ら（一九八二）によって提唱されたものです。もともと職場不適応症に関する研究は一九六〇年代後半から行われていましたが、その当時の概念は精神障害や身体障害によって二次的に発症したものなども含んでいました。そこで夏目ら（一九八二）は、狭義の職場不適応症の定義づけを次のように行っています。「職務内容の変更や対人関係を含む職場環境の変化などの職場要因に対して、性格傾向、知的能力、就職動機や生活環境などを含む個人の適応能力不足のために、就業に対する負担、焦燥や恐怖感とともに、……（中略）……部分的、選択的うつ状態（出勤日の朝は気分が抑うつ的となり、床から脱しえないが、休日になると朝から気分爽快で、趣味とするゴルフ、魚釣り、小旅行なども可能な状態）を呈して職場適応が困難となり受診するに至った者を言う。この場合、神経症やうつ病、統合失調症などの精神疾患、及び身体障害に起因する二次的な職場不適応を含めていない。」

夏目ら（二〇〇五）によると、特徴的な症状は、「出勤したいが出勤できない」という葛藤が強く見られること、次いで、就業への不安・緊張・恐怖・焦燥症状です。すなわち職場に近づくに従って動悸がし、冷や汗が流れ、脚がすくんでしまう。出社できずに会社直前でＵターンし、公園などで終日過ごし帰宅する。無断欠勤となる、あるいは起床できなくなり、さらには家から出られなくなるといった状態が見られます。また、部分的なうつ状態も特徴的です。すなわち仕事や会社に対してのみ「うつ状態」に陥るのです。例えば休日明けの朝は気分的に落ち込みますが、金曜日（休日の前日）の午後からは気分が良くなります。また、仕事では落ち込んだ気分になるのですが、趣味や好きなことはできるという状態です。まさに本書で扱う「新型うつ」の範疇に入っていると考えられます。

職場不適応者は抗うつ剤の有効性があまりなく、むしろ、精神安定剤や環境調整が有効なケースが多い（夏目ら、一九八二）という点も、他の「新型うつ」タイプと同様です。

永田（二〇〇四）が行ったロールシャッハテストを用いた研究によると、職場不適応症の患者はこれまでうつ病の特徴として挙げられているように、外界への反応性の低下は見られるものの、エネルギー全般に枯渇しているのではなく、むしろ内面活動の活発さが認められています。また、転帰の不良な人のなかには、パーソナリティの歪みの大きい人が含まれているということです。

8　海外における現状および先行研究

海外の産業領域では，「新型うつ」のような現象は見られるのでしょうか。また，海外の職場におけるメンタルヘルスの現状はどのようなものなのでしょうか。

Kato et al.（2011）は，オーストラリア，バングラデシュ，インド，イラン，韓国，台湾，タイ，アメリカ合衆国などで働く精神科医を対象とした調査研究を行っています。その研究では「新型うつ」の事例を描いたエピソード（ビニエット）を読んでもらい，似た事例がその国で多く見られるかどうか，見られた場合の病因，診断名，自殺リスク，治療などの質問項目に対し回答を求めています。二三九の有効回答を得た調査結果によると，回答を得たすべての国において，ＤＳＭやＩＣＤなどのうつ病の診断基準を満たさない「新型うつ」のような病態が特に都市部で多く見られたそうです。Kato et al.（2011）は，現在のＤＳＭやＩＣＤの診断基準は「新型うつ」を診断するのに不十分であるとし，明確な診断の枠組みと介入についてのコンセンサスを確立することが重要であると主張しています。

Schmidt et al.（2014）は，様々な国の様々な職業を対象とした研究データのメタ分析を行っています。それによると，多くの従業員は新しい仕事や役割の拡大に伴い，環境や仕事内容の変化に適応することを求められています。職場環境の変化に伴う不明確な役割や役割葛藤はうつ病に関係するため，業務内容と業務目的を明確に提示することが従業員の精神的健康につながることが示唆されています。

オーストラリアにおいて行われた調査（McTernana et al. 2013）では，仕事のストレスや職場のいじめがうつ症状につながり生産性を低下させることが示されています。オーストラリアにおける年間損失額は八〇億AUドルと見積もられ、そのほとんどは中程度のうつによるものです。うつ症状がほとんどないレベルであっても、職場での生産性の低下や経済的な損失は有意に大きいといいます。

9 「新型うつ」と回避

本書で「新型うつ」の事例としてご紹介したKさんもAさんも、決して仕事をサボろうと思っていたわけではありません。休みの日には何の問題もないのに、仕事に行く日の朝になるとお腹が痛くなったり頭が痛くなったり、吐き気がしたりするのです。休職後も、復職時期が近付いて「もうすぐまた、あの職場に戻ることになる」と考えると、強い不安や恐怖心と共に体調が悪化してしまうのです。

KさんとAさんにとって職場は、傷つき体験の場でしかありませんでした。例えば上司が〝強めの指導〟と認識していたことは、彼らにとっては〝人間性を否定された体験〟でした。傷つけられた様々な場面を思い出すだけで、怒りとともに「また同じことが起きるのでは」という強い不安や恐怖の感情が生じ、結果として職場を回避することになるのです。

職場でのみうつ状態となる点や先行研究が示す他罰傾向などの病態からも、「新型うつ」には回避傾向が大きく関係していると考えられています。

Westbrook et al.（2007）によると、回避は私たちにとって最も魅力的な安全確保行動であり、不安に関する問題のほぼ全てに見られるとされています。不安を生じさせる問題を回避して逃げても意味がないし、何の役にも立たないことは容易に理解できるのですが、それでも私たちは回避行動をとりがちです。ここで

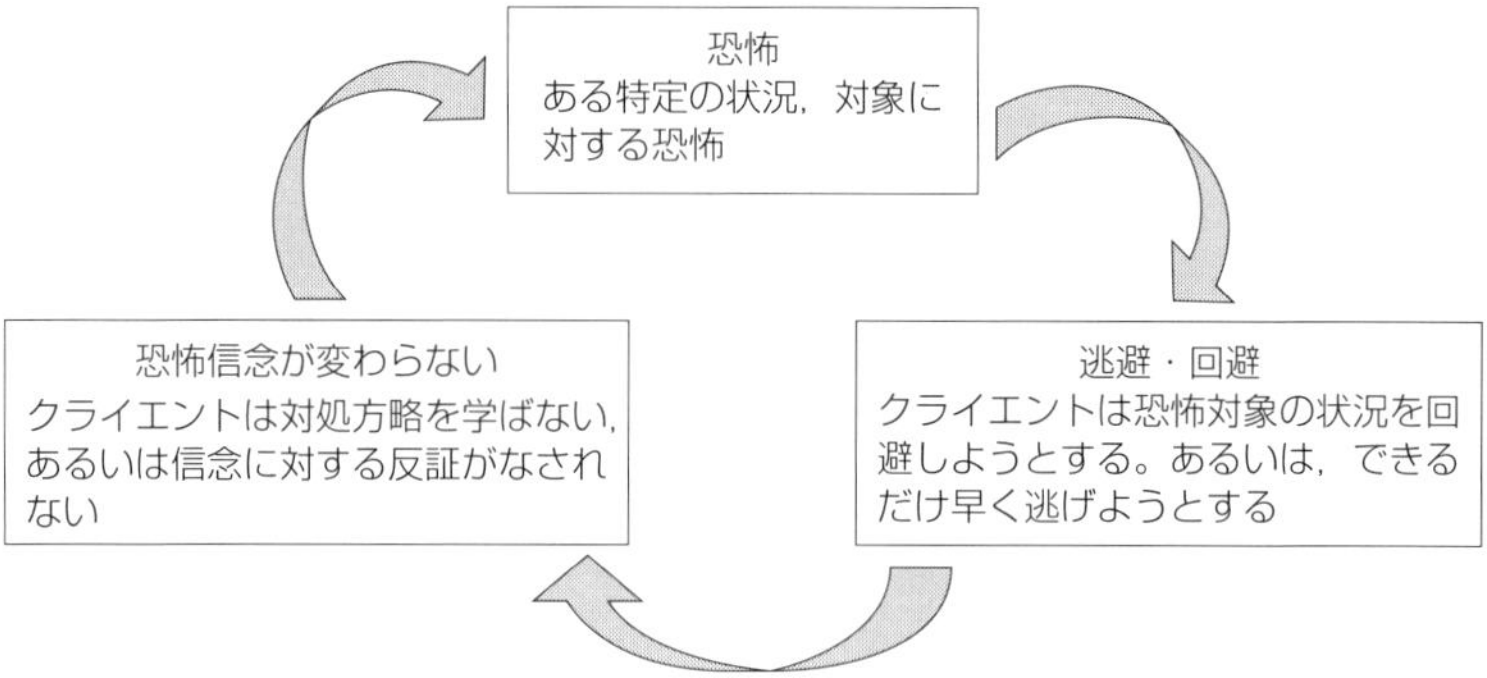

図２－１　逃避・回避の悪循環

出所：Westbrook et al.（2007）

注意しなければならないのは、回避は必ずしも見た目に明らかとは限らないことです。回避の複雑さを明らかにするためには、徹底した事例のアセスメント（査定）が必要です。

図２－１は、逃避・回避の悪循環を説明するものです。

この図を「新型うつ」に当てはめると、職場における仕事の失敗、上司の叱責、周囲の社員との対人トラブルなどに関する「恐怖」があり、そのため職場そのものが「恐怖」の対象であることが考えられます。「逃避・回避」としては、職場における抑うつ症状や身体の不調などの形で現れると思われます。そして、遅刻、欠勤、休職などの形で職場そのものや対人関係などを回避するため、職場に対する「恐怖」の信念は変わることがなく、「新型うつ」が維持されると考えられます。

下山（一九九七）は、スチューデント・アパシーの研究において日本の大学生の発達的な未熟性を指摘しています。そして、何らかの心理的問題を持っていても、それを自我の問題として意識できないまま、悩むことをせず代わりに「引きこもり」などの行動化や摂食障害や心身症等の身体化を呈する傾向があると述べています。このような大学生の回避的な行動化や身体化は、社会人となってからは「新型うつ」の形で現れてくる可能性が考えられます。職場において仕事上の問題やそれに付随する心理的葛藤が生じたとき、その問題に向き合って取り組む代わりに、出社時刻になると頭痛、腹痛、吐き気などの身体症状を呈する、あるいは職場での抑うつ状態に陥ってしまうのが「新型うつ」と考えられます。従来型のうつ病の場合は、職場を離れても気分が落ち込んだまま、問題について長時間考え込んでしまう症状が見られます。この「考え込み」も、問題に関する意志決定を先延ばしにするという意味で、また自分の内側に閉じこもって人との積極的な関わりを避けるという意味で、回避的な要素を含んでいると言えます。「新型うつ」の場合は、いったん職場を離れると問題のことを忘れ抑うつ症状がなくなるというように、悩まないことによる「回避」、またはたとえ悩んでもその「考え込み」が他者や環境に問題の責任を帰するという浅い場所で留まり、問題の本質部分をしっかり悩めないという「回避」の状態であると考えることができます。

「新型うつ」における職場での抑うつ状態や吐き気、頭痛、腹痛などの身体症状は回避的な性質を持つと考えられますが、当該社員は症状を意識的に生じさせているのではなく、また「逃げよう」「回避しよう」と思っているわけではありません。私が企業や臨床の現場で目にしてきた実感としても、当人の辛さは決して演技ではなく、本当に苦しんでいることは強調してお伝えしたいと思います。しかし職場での周囲の社員たちから見ると、職場でのみうつ状態になるのは意識的な「甘え」や「怠け」や「逃げ」に見えてしまうことも十分あり得ることでしょう。髙原（二〇〇九）は、うつ病を患う社員の上司は当該部下に対して「怠けているだけではないのか」という疑いを持つことが珍しくないと述べています。そして、そのような見方をする上司は自分自身がとても疲れていることが多く、疲れているが故に思考がネガティブな方向に向かってしまい、「自分には何ができるか」という立場に立てず相手の「怠け」のせいにしたくなってしまうのだと主張しています。

「新型うつ」には、一次的な問題として回避を根底に抱えた職場での抑うつ症状や身体化症状などがあります。それらの症状は周囲の人たちには理解しがたいものであり、そのため対人関係の軋轢やトラブルが生起しやすいと考えられます。そして生じた対人トラブルにより当該社員の回避傾向が強められ、職場での抑うつ症状や頭痛・吐き気などの身体化や他罰的言動が頻発するという二次的な問題に発展すると考えられます。「新型うつ」のやっかいさは、この一次的な問題と二次的な問題の悪循環により状態が一層固定化され、遷延化してしまうところにあると言えるでしょう。

ちなみに、テクノ依存症傾向と「新型うつ」傾向の関係に関する研究（坂部・山崎、二〇一三）によると、現実逃避目的のＰＣ利用がテクノ依存症傾向へつながり、これが「新型うつ」の逃避的傾向（回避）を間接的に悪化させている可能性があるそうです。また、テクノ依存症傾向により人としての完成が乏しくなり、現実人間関係良好度が低下し、それが孤独感を増すという連鎖（坂部・山崎、二〇一三）が示唆されています。情報化社会に生き、ＰＣやスマホが不可欠の私達現代人にとって、「新型うつ」や「回避」は、程度の差はあれ非常に身近なものなのかもしれません。

こういった「回避」が根底にある「新型うつ」の複雑な病理を、職場の周囲の人たちはどのように認識しているのでしょうか。職場における周囲の人間から見た「新型うつ」発症の経緯や、「新型うつ」を患う社員に対する周囲の関わりはどのようなものなのでしょうか。このことについては、第４章以降で検討します。

第3章　「新型うつ」と混同されがちな問題

日本の産業領域において「新型うつ」という言葉が周知されることで、「うつ病」や「うつ状態」についての世間の関心と理解が深まるのであれば、それは良いことだと思います。その一方で、「新型うつ」という言葉が独り歩きしてしまい、メンタルヘルスの問題について知識を持たないまま、職場で上司に反抗的な社員や、怒りっぽい人、休みがちな人、職場で元気がないけれど休日は元気に遊んでいる人などが「新型うつ」と冗談半分に揶揄されたり、陰口を叩かれたりするのであれば、それは社会にとって好ましい傾向とは言えないでしょう。また、別の疾患においても「新型うつ」と似たような症状が見られることがあります。

本章では、そのような「新型うつ」と混同されがちな問題として、「新型うつ」とは異なる疾患や症状を、事例を用いながら簡単に説明します。

1　従来型うつ病（回復期）

自動車部品メーカーに勤務するBさん（三六歳・男性）は、几帳面で真面目な性格です。社内での人望も厚く、去年五月の定期人事で課長に昇進しました。家族や友人たちは喜んでくれましたが、この昇進以来、少しずつBさんの調子が狂っていきました。社内再編により別の部署の管理も任されるようになり、責任感の強いBさんは毎日遅くまで残業の日々を続けました。夏の終わり頃から、Bさんが会議中にぼーっとしたり、うっかりミスを繰り返したり、些細なことでイライラした様子を見せたりするようになりました。そして今年二月に、うつ病で半年の自宅療養が必要と診断され、休職となったのです。

休職中、Bさんは「職場の皆に申し訳ない。ただでさえ忙しい部署なのに、自分が休んでいるせいで迷惑をかけてしまう。早く復帰しなければ」と焦っていました。しかし医師の言いつけはきちんと守って処方された薬を飲み、静養し、順調に回復していきました。体力もつき、散歩もできるようになりました。「そろそろ復帰の準備をしても大丈夫かな」と思う反面、会社に復帰して再び仕事することを考えると体がずしりと重く感じます。

そんなとき、親しい友人から一泊の温泉旅行へのお誘いがありました。休職中に旅行なんて…と迷いましたが、医師からは「好きな事をどんどん楽しんで。」と言われています。温泉好きのBさんは思い切って行くことにしました。旅行に行ってみると思いのほか体調がとても良く、旅館で卓球やカラオケまでして、とても楽しい時間を過ごしました。

旅行から帰ると、疲れが出たのか体調がイマイチ優れません。はしゃぎすぎてしまったかなと反省しつつ、しばらくは家でおとなしくすることにしました。ただ、思い切って旅行に行って良かった、という思いはあります。もう少しで仕事にも復帰できそうだという自信もついた気がします。今回の旅行はちょっと遠出しすぎたのかもしれません。まだ仕事に復帰するところまでは至りませんが、Ｂさんは、次回はもう少し近場の温泉に出かけてみようと思っています。

忙しく働いていた頃には、二人の娘を遊びに連れていくこともなかなかできませんでした。良い機会なので、これまでの罪滅ぼしも兼ねて、娘たちをディズニーランドに連れて行ってあげるのも良いかもしれないとＢさんは考えています。

ＤＳＭ－５の診断基準

日本において典型的な従来型うつ病といえば、メランコリー親和型うつ病です。ＤＳＭ－５精神疾患の診断・統計マニュアルでは、大うつ病性障害の「メランコリー型の特徴を伴うもの（with melancholic features）」として記載されています。

まず、ＤＳＭ－５における「うつ病／大うつ病性障害」の定義をご紹介します。

Ａ．以下の症状のうち五つ（またはそれ以上）が同じ二週間の間に存在し、病前の機能からの変化を起こしている。これらの症状のうち少なくとも一つは（１）抑うつ気分、または（２）興味または喜びの喪失である。

注：明らかに他の医学的疾患に起因する症状は含まない。

（１）その人自身の言葉（例：悲しみ、空虚感、または絶望を感じる）か、他者の観察（例：涙を流し

ているように見える）によって示される、ほとんど一日中、ほとんど毎日の抑うつ気分
注：子どもや青年では易怒的な気分もありうる。
（2）ほとんど一日中、ほとんど毎日の、すべて、またはほとんどすべての活動における興味または喜びの著しい減退（その人の説明、または他者の観察によって示される）
（3）食事療法をしていないのに、有意の体重減少、または体重増加（例：一カ月で体重の五％以上の変化）、またはほとんど毎日の食欲の減退または増加
注：子どもの場合、期待される体重増加が見られないことも考慮せよ。
（4）ほとんど毎日の不眠または過眠
（5）ほとんど毎日の精神運動焦燥または制止（他者によって観察可能で、ただ単に落ち着きがないとか、のろくなったという主観的感覚ではないもの）
（6）ほとんど毎日の疲労感、または気力の減退
（7）ほとんど毎日の無価値観、または過剰であるか不適切な罪責感（妄想的であることもある。単に自分をとがめること、または病気になったことに対する罪悪感ではない）
（8）思考力や集中力の減退、または決断困難がほとんど毎日認められる（その人自身の言明による、または他者によって観察される）。
（9）死についての反復思考（死の恐怖だけではない）、特別な計画はないが反復的な自殺念慮、または自殺企図、または自殺するためのはっきりとした計画
B．その症状は、臨床的に意味のある苦痛、または社会的、職業的、または他の重要な領域における機能の障害を引き起こしている。

C．そのエピソードは物質の生理学的作用，または他の医学的疾患によるものではない。

注：基準A～Cにより抑うつエピソードが構成される。

D．抑うつエピソードは，統合失調感情障害，統合失調症，統合失調症様障害，妄想性障害，または他の特定および特定不能の統合失調症スペクトラム障害および他の精神病性障害群によってはうまく説明されない。

E．躁病エピソード，または軽躁病エピソードが存在したことがない。

注：躁病様または軽躁病様のエピソードのすべてが物質誘発性のものである場合，または他の医学的疾患の生理学的作用に起因するものである場合は，この除外は適応されない。

また，DSM‐5は「該当すれば特定せよ」の文言とともに，「抑うつ障害群の特定用語」をいくつか定めています。「メランコリアの特徴を伴う」はその一つで，以下に示すのがその基準です。メランコリアの特徴を伴ううつ病は，いわゆる「メランコリー親和型うつ病」と呼ばれているもので，日本で「従来型のうつ病」と言えばこのタイプを指しています。

A．現在のエピソードの最も重度の期間に，以下のうち一つが存在する。

1．すべての，またはほとんどすべての活動における喜びの喪失

2．普段快適である刺激に対する反応の消失（何かよいことが起こった場合にも，一時的にさえ，ずっとよい気分とならない）

B．以下のうち三つ（またはそれ以上）：

1．はっきり他と区別できる性質の抑うつ気分があり，深い落胆，絶望，および／または陰鬱さ，またはいわゆる空虚感によって特徴づけられる。

2．抑うつは決まって朝に悪化する。
3．早朝覚醒（すなわち、通常の起床時間より少なくとも二時間早い）
4．著しい精神運動焦燥または制止
5．有意の食欲不振または体重減少
6．過度または不適切な罪責感

対応のしかた

「過度または不適切な罪責感」や、「何かよいことが起こった場合にも、一時的にさえ、ずっとよい気分とならない」などは、これまでご紹介してきた「新型うつ」の状態とはかなり異なります。従来型のうつ病を患うクライエントさんを見てつくづく感じることですが、彼らはたいてい、「社会人はこうあるべき」といった規範意識や「皆が働いているのに自分だけ休んで申し訳ない」という罪悪感や自責の気持ちを強く持っています。休職中に遊ぼうとか羽を伸ばそうとかいう発想はまず出てこないでしょう。「平日にのんびり散歩したり遊んだりしているなんて変に思われる」「なるべく外には出たくない。知り合いに会いたくない」といった、他者の目を意識した発言も多く聞かれます。そんな彼らが「新型うつ」と誤解されるのは、たいていが、Bさんのように、回復期にリハビリがてら色々なところに出かける練習をしているときでしょう。うつ病から職場に復帰するには、完全な休養からいきなりフルタイムの仕事に戻ることは望ましくありません。休職中の最初の頃は体を少し動かすことも辛く感じ、一日中布団から出られない日もあるかもしれません。薬と休養をきちんと取り、必要ならカウンセリングなども利用しながら少しずつエネルギーを蓄え、心の電池を充電していくことが大切です。エネルギーが溜まってきて、うつの状態が少しずつ良くなっていき、仕事への復帰を考える頃になってきたら、生活リズムを整えながら楽しめる活動を少しずつ増やして、行動の活性化を行っていきます。回復期のこの時期には、医師や心理士も「生活リズムを整えて」「無理のない範囲でなるべく外に出る習慣を」「好きな活動を楽しみましょう」とアドバイスすることでしょう。

2　非定型の特徴を伴う抑うつ障害

元々は、イギリスにおいて一九五九年にモノアミン酸化酵素阻害薬（ＭＡＯＩ）が劇的に効いたうつ病の一群が報告されたのが「非定型うつ病」の歴史の始まりです。

Ｃさん（二九歳・女性）は結婚三年目です。結婚前からずっと営業事務の仕事をしており、現在七年目です。幼い頃から繊細で心配性なところがあり、親密な人間関係を築くのが苦手なほうでした。対人面が不得手とはいっても、職場で大きな対人トラブルが起きたことはありません。残業の平均は月十時間程度で、仕事もそれほど忙しいわけではありません。

ある時期、急ぎの仕事が増えて残業が続き、睡眠不足になってしまったことがありました。なんとか締め切りには間に合いましたが、その頃から少しずつＣさんの体調が悪くなっていきました。寝ても寝ても疲れが取れず、会社を休んで一日中寝続けたりします。それでも翌朝は会社に行く時間になっても眠くてたまらず、結局起きられなかったりするのです。また、気分や体調が悪くなると、まるで身体に鉛でも乗っているかのように体が重く感じ、少しでも動くのがおっくうになってしまいます。

こういった症状の原因が何なのか、Ｃさん自身にもよくわかりません。仕事は残業だらけの過重労働というわけではないし、特に大変な仕事をしているわけでも、大きなトラブルがあったわけでもありません。ただ、会社で上司や周囲の社員が自分のことをどう思っているのかは非常に気になって、相手が何気なく言った言葉でもその裏を深読みして落ち込んだりすることはよくあります。例えば後輩の女性に「今日の服、素敵ですね」と言われたときは「今日は素敵？じゃあ普段はどう思っているのかしら。」と気になってしまいます。他者の何気ない言葉でネガティブな気持ちになる反面、落ち込んでいても何か良いことがあると、パッと気持ちが明るく晴れたりもします。例えば仕事で嫌なことがあっても、お昼休みに同僚に優しい言葉をかけてもらったり、愚痴を聞いてもらったりすると、割と簡単に気持ちが明るくなります。上司に怒られたときに、友人が「あんなこと言うなんて、ひどい上司だよね。」と、その上司の悪口を言って自分の肩を持ってくれただけで気分が晴れたりもします。また、夕方友人と一緒に食事に行く約束をしていたりすると、定時になって仕事が終わったとたんにパッと心が軽くなります。

ただ、最近はうつの症状が重くなり、寝ても寝ても疲れが取れません。特に夕方になると、明日会社に行かなくてはならないことを思って憂うつになります。ストレスを感じると、甘いお菓子などを買い込んで一気に食べたりします。食べている間は、しばらく嫌なことを忘れられるのです。そのせいでCさんはここ数か月で四キロほど太ってしまいました。

ＤＳＭ－５の診断基準

ＤＳＭ－５では、大うつ病性障害や持続性抑うつ障害の「非定型の特徴を伴う（with atypical features）」ものとして以下の診断基準が記載されています。

非定型の特徴を伴う：

この特定用語は、以下の特徴が、現在または直近の抑うつエピソードまたは持続性抑うつ障害の大半の日に優勢である場合に適用される。

A．気分の反応性（すなわち、現実のまたは可能性のある楽しい出来事に反応して気分が明るくなる）

B．以下のうち二つ（またはそれ以上）：

1．有意の体重増加または食欲増加

2．過眠

3．鉛様の麻痺（すなわち、手や足の重い、鉛のような感覚）

4．長期間にわたり対人関係上の拒絶に敏感（気分障害のエピソードの間だけに限定されるものではない）で、意味のある社会的または職業的障害を引き起こしている。

C．同一エピソードの間に、「メランコリアの特徴を伴う」または「緊張病を伴う」の基準を満たさない。

上記のとおり、従来型のうつ病と非定型の特徴を伴ううつ病との最も基本的な違いは、従来型のうつ病の場合は気分反応性がなくなっていく一方で、非定型の特徴を伴うものは、気分反応性が維持されるということです。診断基準には「現実のまたは可能性のある楽しい出来事に反応して気分が明るくなる」と書いてありますが、実際にはそれと逆のパターン、すなわち、それまで楽しくしていたのに、ほんの些細なことで急激に気分が落ち込む、という例もかなり多いように感じます。要するに、気分の浮き沈みが非常に激しいのです。

上記Ｂの４にあたる「拒絶過敏性」も、非定型の特徴を伴ううつ病によく見られる特徴です。他人の侮辱的言動、軽視、批判に極度に過敏になり、周囲の人、つまり職場の同僚や上司、家族、恋人、友人などの言動に対して過剰な落ち込みや怒りを示すというものです。「気分障害のエピソードの間だけに限定されるものでない」と記述されているように、この拒絶過敏性は今に始まったことではなく、もともとそのような傾向にあるということです。もちろん、仕事場面でのみ生じるものでもありません。事例のCさんも、会社だけでなく家にいるときも拒絶過敏性は強い特徴として現れています。例えば、夫が夕食を食べながら「今日のごはん、すごくおいしいね」と言っただけで、「何よ、いつもはマズイっていうの?」と思ったりします。「そんなに体が辛いなら、仕事なんかやめても構わないよ。君が働けない分は、僕ががんばるよ」と優しい言葉をかけてもらっても、「私の仕事なんか、大したことないっていうの?」と怒りや悲しみを感じてしまいます。

臨床的特徴・性格傾向

福西（二〇一〇）は、非定型のうつ病にみられる臨床的特徴として、以下の一四項目を挙げています。

①突然に涙が溢れるなど、抑うつ気分に襲われる
②他人の些細な一言で傷つく
③自分のやりたいことはできるが、嫌なことはできなくなる
④自責的になることは少なく、人を批判するなど他罰的になる
⑤気分のアップダウンがとても激しく、感情のコントロールがきかない
⑥自ら休職に関する診断書を求め[1]、会社を休もうとする
⑦会社への愛着のレベルが異なる

表３－１　非定型うつ病に見られやすい性格傾向

- 強迫傾向が強く，全般に不安が強い
- ネガティブな考え方（マイナス思考）
- 優越感と劣等感が強い（人と比較する傾向が強い）
- 神経が繊細で，神経質（些細な一言で傷つく）
- 外見を気にする（人にどう見られているかを気にする）
- 逃避傾向（嫌なことがあると引きこもりやすい）
- 他罰的で人の批判をよくする
- 責任回避傾向

出所：福西（2010）

⑧鉛が入っているかのように身体が重く、身体が動かない
⑨自殺のほのめかし方が微妙に異なる[2]
⑩過眠や過食がみられたり、さまざまなものに対する依存度が増す
⑪励ましは禁忌ではなく、背中を押すような多少の励ましは必要である
⑫抗うつ薬などの薬物治療が効果的でないことも少なくない
⑬パニック発作を伴うことがある
⑭過去の心的外傷体験がフラッシュバックする

表３－１は、福西（二〇一〇）が述べる「非定型うつ病に見られやすい性格傾向」です。

福西（二〇一〇）によると、非定型うつ病の患者は総じて強迫傾向が強く、全般的にかなり不安が強く、他人の発言を被害的またはネガティブに捉えるなどマイナス思考が働きやすい傾向にあります。また、自分と他人を比較し劣等感を感じやすく、嫌なことがあると逃避的な行動を取ることがあり、引きこもりやすいといいます。自分のせいであると自責的になるよりも、他罰的で、人のせいにするなど他人を批判する傾向が強く見られ、責任感に乏しく、責任を回避する傾向があるのも特徴です。このような特

（１）所属する組織に対する誇りや忠誠心はあまり強くない人が多いといわれています。
（２）リストカットや薬の大量服用により、死ぬほど辛いのだというＳＯＳサインを発することが多いといわれています。

徴を見ると、「新型うつ」と非常に似た状態であることがわかります。

海外での非定型うつ病についての研究

非定型うつ病については、海外でも研究が活発です。北米の教員を対象とした研究（Bianchi et al. 2014）によると、バーンアウトと見なされた教員の九〇％がうつ病の診断基準を満たしており、そのうち六三％が非定型うつ病の特徴を有していました。

Thase（2009）は、非定型うつに関連する特徴の多くが早発性の感情障害、例えば、気質的な対人関係の敏感性、社会不安、広場恐怖、幼年期の身体的あるいは性的虐待のトラウマ、軽微双極性スペクトラムの指標などと関連していることを指摘しています。Perugi et al.（2011）は、非定型うつ、双極性障害Ⅱ型、境界性パーソナリティ障害の複数の構成概念が重なっていることに注目し、それら構成概念間の関係と気質的基盤について研究しています。その結果、非定型うつ病の患者には境界性パーソナリティ障害の基準を満たす者が非常に多く、彼らは身体醜形障害、過食症、自己愛性人格障害、依存性人格障害、回避性人格障害などの併存疾患を有する傾向にあることが示されました。彼らはまた、気分反応性や対人過敏性、対人関係回避、怒り・敵意、妄想様観念などにおいて高い得点を示しています。境界性パーソナリティ障害の患者は非定型うつ病の診断尺度項目のうち、気分反応性、対人関係の敏感性、機能不全、対人関係の回避、拒絶回避において高い得点を示すことも明らかにされています。このように、海外研究で報告される非定型うつ病は、境界性パーソナリティ障害を思わせるほどに激しいものであり、「新型うつ」のように「会社を離れれば元気」とはいかず、些細なことで一喜一憂し、感情の激しい波に翻弄される深刻なもののようです。「新型うつ」の場合、「あの人は本当にうつ病なの？普通の健康な人に見えるけれど」といった疑いを持たれることが多いですが、海外研究で報告される非定型うつ病は、周囲から見ても「健康そうに見える」ことはないと考えられます。

対応のしかた

非定型の特徴を伴ううつ病に対して心理援助専門職が行う支援としては、第一に生活リズムを整えることが挙げられます。診断基準にあるように、非定型のうつ病を患う人には過眠や過食の傾向が多く見られます。生活の記録表をつけて自分自身の状態を把握したり、食事や睡眠について明確なルールを決めたりすることで、体が重たく感じるなどの症状も含め、かなりの改善が期待できます。拒絶過敏性が当てはまる場合は、具体的なエピソードを振り返って、対人関係において自分がいつも陥っているパターンを把握し、認知行動療法などの心理的介入によって認知（考え方）や行動面からアプローチすることが役に立ちます。例えば自動思考（出来事に対して反射的に頭をよぎる考え）を確認し、より適応的な考え方に変えていくことを目指した支援が有効であると考えられます。

3 双極Ⅱ型障害

Dさん（女性・三〇歳）は、非常に活発的な「軽躁」の状態と、気分が落ち込んでどうしようもない「うつ」の状態が波のように繰り返す双極性障害を患っています。軽躁状態のときはエネルギーがあり余り、仕事の会議でも精力的に発言します。普段よりも感情的になりがちなので、他者に対して少々攻撃的なものの言い方になってしまいます。仕事の後は仲間と飲みに行き、夜遅くまではしゃいだりもします。軽躁状態のときは夜眠らなくても元気いっぱいでエネルギーがあり余っている実感があります。自分には無限の可能性があって何でもできる気がして、新しい仕事の企画を徹夜で考えたりもします（割と実現不可能な突拍子もないものができあがったりしますが）。休みの日には朝から夜まで元気に遊び歩きます。高額の衝動買いをしてしまったことも何度かありました。家族は、軽躁状態のDさんにはハラハラしています。活動しすぎなのを注意するとすぐにカッとして怒るので、つい顔色を窺ってしまい何も言えません。

軽躁状態のときはこのように疲れを知らないDさんですが、この後には必ず「うつ」がやってきます。これまで過活動だったぶん、どっと疲れが出て、一気に落ち込んでしまいます。Dさんは「気分が沈んで嫌だなあ。せっかくこの間まで調子が良かったのに」と思うのですが、一緒に暮らしている家族は、軽躁状態のDさんに振り回され気味なので、むしろ落ち込んでいるときの方が、安心して見守ることができます。落ち込んでいるDさんをかわいそうだと思いつつ、大人しくなってくれてほっとする気持ちもあります。

何度目かのうつ状態のとき、Dさんは休職となりました。しばらくは家に閉じこもっていたのですが、休職中でも気分の波が上がる時期はやってきます。日中元気に出かけて買い物をしまくったり、友人を電話で呼び出して遊んだりすることが多くなります。「もう『うつ』は治った。仕事もできる。薬も必要ない。」と友人に宣言したりするのですが、やはり過活動になった後は激しい「うつ」状態がやってきました。体が重く気持ちも憂うつで、とても会社に行ける状態ではありません。同じ職場の何人かの人は、休職中に遊び回っているDさんの姿を見ています。「すごく元気で楽しそうに見えたけどなあ。

Ｄさんは本当に病気なの？」と噂されるようになってしまいました。

ＤＳＭ－５の診断基準

双極Ⅱ型障害も、この障害について知らなければ「新型うつ」と混同されてしまう恐れのある疾患です。双極性障害は、躁うつ病と呼ばれていたもので、うつ状態と躁状態という二つの状態を繰り返す疾患です。双極性障害は、躁状態のあり方によってⅠ型とⅡ型に分けられます。Ⅰ型は躁病エピソードと抑うつエピソードから成り（躁病エピソードのみの場合もある）、Ⅱ型は軽躁病エピソードと抑うつエピソードから成ります。躁病エピソードの躁状態とは、例えば、気分が著しく高揚したり、非常に怒りっぽくなったり、多弁になったり、過活動的になったり、自分には何でもできるというような誇大妄想を持ったり、借金をしてまで買い物をしてしまったり、といった状態が見られる傾向にあります。

双極Ⅱ型障害の場合、一回以上の抑うつエピソードと、少なくとも一回の軽躁病エピソードからなる再発性の気分エピソードという臨床経過をとることが特徴です。診断基準を満たすには、抑うつエピソードが二週間は持続し、軽躁病エピソードが少なくとも四日間持続する必要があります。

以下に、ＤＳＭ－５に記載されている軽躁病エピソードの診断基準の一部を抜粋します。

Ａ．気分が異常かつ持続的に高揚し、開放的または易怒的となる。加えて、異常にかつ持続的に亢進した活動または活力のある、普段とは異なる期間が、少なくとも四日間、ほぼ毎日、一日の大半においてみられる。

Ｂ．気分が障害され、かつ活動または活力が亢進した期間中、以下の症状のうち三つ（またはそれ以上）（気分が易怒性のみの場合は四つ）が持続しており、普段の行動とは明らかに異なった変化を示しており、それらは有意の差をもつほどに示されている。

（1）自尊心の肥大、または誇大
（2）睡眠欲求の減少（例：三時間眠っただけで十分な休息がとれたと感じる）
（3）普段より多弁であるか、しゃべり続けようとする切迫感
（4）観念奔逸、またはいくつもの考えがせめぎ合っているといった主観的な体験
（5）注意散漫（すなわち、注意があまりにも容易に、重要でないまたは関係のない外的刺激によって他に転じる）が報告される、または観察される。
（6）目標指向性の活動（社会的、職場または学校内、性的のいずれか）の増加、または精神運動焦燥
（7）困った結果になる可能性が高い活動に熱中すること（例：制御のきかない買いあさり、性的無分別、あるいはばかげた事業への投資などに専念すること）

双極Ⅰ型であれば、躁状態の激しさから明らかに疾患であると傍目にもわかるかもしれませんが、Ⅱ型の軽躁病エピソードはⅠ型の躁病エピソードに比べると症状が顕著に現れません。よって、「新型うつ」の状態と混同されてしまう恐れがあるのです。特に易怒性が強い場合は、周囲の人たちの些細な言動に対して攻撃的になることも珍しくないので、それが「新型うつ」の他罰的な言動と見なされることは十分ありえます。また、軽躁状態のときには「自分には何でもできる」といった、万能感のようなものを持つ場合もあるので、それが周囲の人たちの反感を買ってしまい対人トラブルに発展することも珍しくありません。

対応のしかた

双極Ⅱ型障害への対処としては、疾患について正しく理解し、処方された薬をきちんと飲むことが大切で

す。（本人は「薬を飲むと元気がなくなって気分が落ち込む」と服薬を嫌がるケースが少なくありません。）本人は軽躁状態のときは非常に気分が良いことが多いですが、その後うつ状態に入ると、「この前までせっかく調子が良かったのに」と辛い気持ちになってしまいます。一方、軽躁状態の間に振り回された周囲の人たち（特に家族）は、うつ状態のほうを軽く考えてしまいがちかもしれません。

セラピストによる介入としては、生活リズムを整えることの支援がとても大事です。少し無理をして夜更かししただけで軽躁状態に入ってしまう可能性もあるからです。そしてこれまでの経過を振り返り、軽躁状態とうつ状態の波がどのようなサイクルで起きていたのか、どこでどのような治療や対策を行ってきたかなどを整理して、症状理解を深めます。また、本人にとって何がストレッサーになっているのか、どのような出来事がきっかけで症状が現れたのか、軽躁状態に入るときに最初に見られる兆候は何なのか、といったことを本人や周囲の人たちが把握しておくことも重要です。うつの状態が辛い本人と軽躁の状態が辛い周囲の人たちの間で感情的なすれ違いやいさかいが生じ、それがきっかけとなって軽躁状態に入ってしまうことも考えられます。本人の症状に振り回されて感情を爆発させないように、周囲の人たちに対する心理教育を行ったり、対人関係問題に介入したりといったことも必要に応じて行われます。

4 自閉症スペクトラム障害（発達障害）の二次障害としての「うつ」

Eさん（二六歳・男性）は、幼いときから数字が大好きです。学生時代は学業成績も非常に優秀で（国語は苦手でしたが）、特に数学が得意でした。中高一貫の男子校を卒業後、上京して国立大学に進み、優秀な成績で卒業しました。卒業後は都内にある民間企業の研究職に就職しました。

職場でEさんは「仕事はできるけど、ちょっと変わった人」と思われていたようです。とても細かい作業を丁寧にこなし、質問には正確に答え、ミスもほとんどありません。同じ作業を繰り返すような地味な仕事でも、むしろ楽しそうに毎日コツコツと取り組んでいました。人間関係に関しては、Eさんには親しく話をするような友人や同僚はいませんでした。相手の気持ちを考慮せず、思ったことをそのまま言葉にするので、相手を不快にさせることが多かったし、Eさん自身も他人と一緒に過ごすよりは独りでいる方が気楽でした。

入社して数年経ち、後輩が入ってきたあたりからEさんの仕事がうまくいかなくなってきました。まず後輩との人間関係をうまく築くことができません。Eさんとしては淡々と言うべきことを言って指導しているつもりなのですが、後輩としてはEさんの気遣いのない率直すぎる物言いや、融通のきかない頑固さや、こだわりなどによって不快な気分になることが多くあったようです。Eさんはまた、トラブルがあった際のフォローやチームのマネジメント業務が非常に苦手です。決まりきった日常業務でなく柔軟な対応を求められるような場面では、どうしたら良いかわからずパニック気味になってしまいます。会社では出世するにつれて責任も重くなり、柔軟な対応が求められる場面が多くなりますが、Eさんにとってはそれが苦痛でした。

やがてEさんは朝会社に行く頃になると吐き気がするようになってしまいました。病院を受診しても異常は見つかりません。心理的なストレスが原因かもしれないと医師に言われ、心療内科を受診することにしました。心療内科では「うつ状態」と言われ、二か月間休職する必要があるとのことでした。医師からは、「休職中は仕事のことは忘れてのんびり過ごし、自分が楽しめることだけをするように」と指示されました。

Eさんが好きなのは何といってもラーメンです。日本全国様々なラーメン屋を食べ歩き、その写真をSNSにアップするのが唯一の趣味でした。そこで、この際二か月の休職期間を利用して北海道までラーメン食べ歩きの旅に出ることにしたのです。インスタグラムには毎日、おいしそうなラーメンの写真がアップされています。そのことをEさんの同僚から聞いた職場の人たちは驚きと怒りを隠せません。Eさんは Eさんで、「好きなこと、楽しめることをしろと病院の先生に言われた。そのとおりにして何が悪い？」と、悪びれた様子はまったくありません。復職しても、職場でのEさんの居心地はかなり悪くなりそうです。

DSM－5の診断基準

DSM－5の診断基準の一部を抜粋します。

A．複数の状況で社会的コミュニケーションおよび対人的相互反応における持続的な欠陥があり、現時点または病歴によって、以下により明らかになる。（以下略）

B．行動、興味、または活動の限定された反復的な様式で、現在または病歴によって、以下の少なくとも二つにより明らかになる。

（1）常同的または反復的な身体の運動、物の使用、または会話

（2）同一性への固執、習慣への頑なこだわり、または言語的、非言語的な儀式的行動様式

（3）強度または対象において異常なほど、きわめて限定され執着する興味

（4）感覚刺激に対する過敏さまたは鈍感さ、または環境の感覚的側面に対する並外れた興味

（以下、C～E略）

DSM-Ⅳ-TRでは「アスペルガー障害」とされていたものも、DSM-5では「自閉症スペクトラム障害」と診断されることになります。ちなみに社会的コミュニケーションの著しい欠陥が認められるものの、それ以外は自閉症スペクトラム障害の診断基準を満たさない場合は「社会的（語用論的）コミュニケーション障害」と診断されます。

対応のしかた

自閉症スペクトラム障害の場合、症状のわかりにくさや、学力や能力の高さなどから障害に気づかれずに見過ごされることが少なくありません。何よりも本人と周囲の人たちが障害についてしっかり学んで理解することが必要です。仕事のしかたや人付き合いについて、努力して変えていける部分と、変えられない部分が明確なのです。障害を消すこと、修正・矯正することを目指すのではなく、症状や特徴とうまく付き合っていくことが目標になります。

二次障害としてうつ病を発症している場合は服薬も必要かもしれません。また、必要に応じてソーシャルスキル（社会生活技能）を高めるための訓練を受けたり、デイケアなどでグループカウンセリングやグループワークに参加したりして、適応的な振る舞いを学んでいきます。職場の上司など周囲の人は、本人が理解しやすい話のしかたや指示の出し方、望ましい対応のしかたなどについて心理教育を受けることが望まれます。

5 適応障害

職場において「新型うつ」と見なされているものの多くは、この適応障害である可能性が高いのではないでしょうか。

Fさん（三二歳・女性）は、某外食チェーン店の販売マネージャーです。一つの店舗の経営を任されているような立場なので、責任者の自覚をもって売り上げを伸ばすために必死に働いてきました。元々は真面目なタイプでも責任感の強いタイプでもないのですが、パートさんや他の従業員にも気を遣いつつ、Fさんなりに頑張ってきました。

Fさんたちの頑張りにもかかわらず、店舗の売り上げは思うように伸びません。それぞれの店の成績が発表される会議はFさんにとって苦痛でしかありません。また、上役との関係もあまり良好ではありません。本部にいるFさんの上司は口が悪く、いかにも上から目線の高圧的な態度を取るので、Fさんは初対面のときからかなり苦手意識を持っていました。

ある本部会議で、Fさんの店舗の成績不振への対策として、新商品の販売と、現実的に無理と思われるような売り上げ目標を本部から言い渡されてしまいました。「こんな数字、今の店舗の従業員数では無理だ。これだから現場を知らない人たちは…。」と、Fさんのなかで思わず怒りが沸いてきました。当然、「こんな目標は無理です」と訴えたのですが、例の苦手な上司から「最初から無理などと言うな。やる気がないのか⁉」と、ものすごい勢いで叱責されてしまいました。さらに、「お前がそんなだから、他の従業員のモチベーションが下がるし、売り上げも伸びないんだよ！」と大声で怒鳴られてしまい、Fさんは恐怖と情けなさで涙を我慢するので精一杯でした。

会議で上司に叱責されて以来、Fさんは仕事に行けなくなってしまいました。新商品のことや、本部会議での上司の顔や言葉を思いだしただけで心臓がドキドキし、お腹が痛くなってしまいます。気分も沈みっぱなしで、原因は精神的なものだと思ったので自ら心療内科に行くことにしました。そして医師に「生きている意味がわからない」と訴えたところ休養が必要と言われ、三か月間休職することになりました。

仕事に行かなくなると、Fさんはみるみる元気になりました。もう、朝にお腹が痛くなることはありません。働いていた頃は忙しくて会えなかった友人に連絡を取り、元気に飲み歩いたりもします。お付き合いしている彼氏ともほぼ毎日会って楽しい時間を過ごしています。

ところが、医師から「復職時期が近づいてきたので、そろそろリハビリとして出社の練習をしてみては？」と勧められたことをきっかけに、Fさんの体調は再び悪化します。働いていた店舗に行くことや、例の上司に会うことを想像しただけで動悸が激しくなり、体の震えまで起こります。実際、散歩がてら店舗に行ってみようとしたのですが、駅に向かう途中で動悸が激しくなり、腹痛まで起きて、引き返してしまいました。診察室で涙ながらに「無理」と訴えるFさんを見て、医師は休職延長の判断をしました。

休職が延長されたFさんは、再び元気を取り戻します。激しい動悸や腹痛も嘘のように起きなくなりました。友人と旅行に出かけたりもします。Fさんの彼氏は内心「これだけ元気に出かけられるのなら、リハビリ出勤くらいできるのでは？」と思うのですが、「うつ病に叱咤激励は禁物」と聞いているため、何も言えません。「本当にうつなのか？」と釈然としない思いを抱えたままＦさんとのお付き合いを続けています。

ＤＳＭ－５の診断基準

ＤＳＭ－５における適応障害の診断基準は以下のとおりです。

Ａ．はっきりと確認できるストレス因に反応して、そのストレス因の始まりから三か月以内に情動面または行動面の症状が出現

Ｂ．これらの症状や行動は臨床的に意味のあるもので、それは以下のうち一つまたは両方の証拠がある。

（１）症状の重症度や表現型に影響を与えうる外的文脈や文化的要因を考慮に入れても、そのストレス因に不釣り合いな程度や強度をもつ著しい苦痛

（２）社会的、職業的、または他の重要な領域における機能の重大な障害

Ｃ．そのストレス関連障害は他の精神疾患の基準を満たしていないし、すでに存在している精神疾患の単なる悪化でもない。

Ｄ．その症状は正常の死別反応を示すものではない。

Ｅ．そのストレス因、またはその結果がひとたび終結すると、症状がその後さらに六か月以上持続することはない。

適応障害は、環境（例えば職場の環境）に適応できない状態を指す障害です。診断基準には「Ａ．はっきりと確認できるストレス因に反応して、そのストレス因の始まりから三か月以内に情動面または行動面の症

状が出現」という文言があります。例えば、入社以降三か月以内、部署異動以降三か月以内に何らかの症状が出現するなどです。これらは比較的診断しやすい事例と言えるでしょう。

「新型うつ」の場合は、「はっきりと確認できるストレス因」があるわけでもないし、ストレス因の「始まり」が、いつかわからないケースが多いようです。「仕事に行くのが嫌だ」という気持ちにいつからなったのか明確ではありません。いつの頃からか、会社に行こうとするとお腹が痛くなる、職場では気分が沈んで仕方ない、といった状態になり、会社を休みがちになるパターンが多いようです。

対応のしかた

適応障害では、環境を調整することと、自分自身を環境に合わせるよう努力することの「すり合わせ」を上手に行っていく必要があります。環境を変えることが比較的容易なら、それだけで解決するケースが多いでしょう。しかし自分の希望に完璧に合致する職場環境というのは難しいですし、自分がある程度環境に適応する努力をすることが望ましい場合も多々あると思われます。

セラピーでは、環境（職場）側の意見を確認したり、周囲のサポート体制を整える手伝いをしたり、本人と上司が上手く話し合いできるように手助けしたり、クライエントの考え方のクセを把握して別の考え方をできないか探ったりといった介入が考えられます。

トラウマ関連の症状への対応

適応障害で気を付ける必要があるのは、ＰＴＳＤ（心的外傷後ストレス障害）の診断基準を満たさないものの、トラウマ的な強いストレス体験に関連した症状が見られるケースです。ＰＴＳＤでは、危うく死ぬ、重症を負う（震災や交通事故や殺傷事件など）、または性的暴力を受けるといった出来事を体験したこと（トラウマ体験）により、再体験（フラッシュバックなど）、回避・麻痺（出来事の起きた場所を避けるなど）、過覚醒（眠れない、イライラするなど）の症状が見られるようになります。また、たとえ命に関わらないような出来事でも、強烈なストレス体験を複数回繰り返し体験するというケース（虐待など）も数多くあります。このようなケースには、「複雑性ＰＴＳＤ」（Herman, 1992）またはＤＥＳＮＯＳ（Disorders of Exgtreme Stress Not Otherwise Specified：他に特定されない極度のストレス障害）（van der Kolk et al. 1996）といった診断名が用いられることもあります。

職場において、例えば上司から罵倒される、物を投げつける素振りをされるなどのパワハラ行為を受けた結果、職場に行こうとすると吐き気や震えが起きるようになった、という事例は珍しくありません。診断基準における厳密な意味でのトラウマとまではいかないけれど、非常に大きな傷つき体験や恐怖体験に対する反応として、身体的・精神的な症状が出ている事例は非常に多く存在します。そうした場合には「ＰＴＳＤ」ではなく「適応障害」の診断が下されることになるでしょう。

トラウマに近い強いストレス体験が関係する適応障害への心理的介入においては、心理教育によって、本人および周囲の人たちが症状を理解することが大切です。非常に辛い出来事を体験した反応として、腹痛や動悸などの身体症状が出現したり、職場に対する「恐怖」「不安」が生じ、「回避」の行動が見られたりするのは不思議なことではありません。周囲がそれを「甘え」「性格の問題」と判断することがないように気を付けたいものです。心理面接において「症状」や「恐怖や傷つき体験に対する自然な反応」を「性格」と切り離して理解し、本人の心理的にも環境的にも、周囲からのサポートを得られやすいように整えていくことが大切です。トラウマに近い強烈なストレス体験となった出来事そのものを扱うよりも、現在の日々におけるストレスを低減すること、症状について周囲からの理解とサポートを得られるように支援することが求められます。

ちなみに、ＰＴＳＤに対する心理的介入としては、認知行動療法のＰＥ（持続エクスポージャー）などの積極的な介入により、トラウマとなった出来事そのものを扱うこともあります。そのような場合でも、まずは環境や周囲の人たちとの関係が安定し、セラピストとの信頼関係がしっかりと構築されていることが大切ですし、過去の出来事を扱うより先に、現在起きている問題に焦点を当てることが優先されます。

本章では、産業領域において「新型うつ」と混同されがちな問題を扱いました。もちろん、本章で説明した以外の疾患や症状が「新型うつ」と混同されるケースもあるでしょう。人の精神は複雑であり、専門家である医師ですら、当人がどのような状態なのか明確に理解できず診断に迷うことは珍しくありません。当人の話をろくに聞かず、情報を十分に得ないまま、「あの人は『新型うつ』だ」「怠け病だ」などと決めつけてレッテル張りをしてしまうことは避けたいものです。

第Ⅱ部

上司による「新型うつ」への対応

第2章で「新型うつ」と「回避」の問題について述べましたが、「新型うつ」の回避の根底には、自己愛が影響していると考えられます。

もちろん人間なら誰でも自己愛を持っています。思春期に入ったころから多くの人は、自意識が強くなったり、恋愛を経験したり、将来について壮大で野心的な夢を持ったりするでしょう。自己愛はこういった経験と多かれ少なかれ結びついていますし、自己愛を持つこと自体は自然で、決して悪いことではありません。ただ、程度の問題があり、対人関係に支障が出るほど自己愛が強いと、自分自身も困ったり苦しくなったりするかもしれません。

Gabbard（1989）によると、自己愛には、大きく分けて誇大型と過敏型があります。誇大型の自己愛は、他者の自分に対する反応に無関心で、尊大で、攻撃的なのが特徴です。一方で過敏型の自己愛は、他者の反応に非常に敏感で、内気で、対人恐怖的な心を持っています。過敏型自己愛傾向の強い人は、他者から認められたいという気持ちを持っているものの、他者からの評価に対して過敏であるために自己評価は容易に低められ安定しない（前田ら、二〇〇五）と考えられています。

私は、「新型うつ」の特徴を有する人は、誇大型ではなく過敏型の自己愛が強い傾向にあるかもしれないと考えます。もしそうなら他者による評価に過敏となり、他者からの低評価により自己評価が傷つけられるのに耐えられず、無意識的な「回避」行動につながることが考えられます。「新型うつ」の現場である企業においては、社員に対する「他者評価」を行うのは通常上司です。企業における「新型うつ」を理解するためには、上司の視点、上司と当該社員との関係に着目する必要があるのではないでしょうか。

第Ⅱ部では、これまであまり扱われてこなかった「上司からの視点」を取り入れ、「上司による『新型うつ』への対応」に焦点を当てています。厚生労働省は二〇〇六年に「労働者の心の健康の保持増進のための指針」を発表し、「セルフケア」「ラインによるケア」「事業場内産業保健スタッフ等によるケア」「事業場外資源によるケア」の四つのメンタルヘルスケアを重視し強調しています。このうち、職場の上司や管理者の対応に関わるものが「ラインによるケア」です。特に、直属の上司は本人の状態を把握し直接に関わる存在として、職場環境の管理と部下の体調に責任を持って関わる必要があります。

上司は部下のメンタルヘルスに対して大きな影響力を持ちます。例えば傾聴に積極的でアクティブ・リスニング力の高い上司は、部下のストレス反応や職場環境に好ましい影響を与えることが示されています（Mineyama et al., 2007）。

実際、企業において「新型うつ」の社員と最も頻繁に関わるのは、その社員の上司であることが多いでしょう。同僚の立場であれば、何らかのトラブルで人間関係がこじれたときは、相手に対する不満や要求を上司に訴え、自分自身はその社員との関わりを必要最小限に抑えることでトラブルを回避することが可能かもしれません。当該社員が他部署の同僚や友人である場合は、友人としての付き合いを止め、その相手との関わりを絶つことも不可能ではありません。しかし、上司という立場では、部下との関係を絶つわけにも避けるわけにもいきません。「新型うつ」の部下が周囲の社員との間にトラブルを起こした場合は、上司は解決に向けて何らかの対応を取ることが求められます。また、うつ状態にある部下の体調に気を配りつつ、仕事を管理し、適宜コミュニケーションを図っていかなければ組織が成り立ちません。好むと好まざるとにかかわらず、上司にとって「新型うつ」を患う部下との付き合いは避けて通れないものです。

第4章　上司は「新型うつ」の部下にどのように対応しているか

第4章でご紹介するのは、「新型うつ」の社員が異動あるいは休職後復帰してきた際の、上司の対応傾向および部下の状態変化のプロセスについて私が行った研究です。ここでは、「新型うつ」になる以前の部下の性格傾向や言動の傾向、あるいは症状が見られるようになった経緯については焦点を当てていません。なぜなら、上司が当該部下のことをあまり良く知らず、先入観のない状態での対応傾向を知りたかったからです。上司が症状発症の原因だった場合や、当該部下のことを元々良く知っていた場合、感情的になりすぎたり「上司」というよりも「トラブルの当事者」としての発言に終始したりすることも考えられます。この研究では、「新型うつ」の特徴を有する部下を持った経験のある（あるいはインタビュー調査時点で持っている）上司一三名を対象にインタビュー調査を行い、得られた言語データを修正版グラウンデッド・セオリー・アプローチ（M‐GTA）（木下、二〇〇三）を用いて分析しました[1]。「新型うつ」の特徴を有する部下の年齢は二〇代から四〇代前半、多くは二〇代から三〇代前半までの若

（1）　修正版グラウンデッド・セオリー・アプローチについては補章をご覧ください。

表４－１　上司から見た「新型うつ」の部下の症状

カテゴリー	概念	具体例
部下の扱いにくい特徴	くじけやすさ	ちょっと頑張ろうねっていうか，ちょっと上の仕事をやろうねって言うと，月曜日・火曜日休むとか。
	神経の過敏性	すごいセンシティブな人間は傷つくのかもしれませんけど，やっぱり仕事の失敗で，コミュニケーションのまあ，傷に行ってしまうことありますよね。
	現実の直視困難	僕はこれくらいできてると思ってるのに，実際はこれくらいしかできてない。評価されてないと思ってる。そのギャップにめげたのかなあと。
	仕事以外は元気	色んな，いちご狩り行ったりだとか飲みに行ったりだとか，そういうのは企画してたみたいだったから。
	周りを責める	自分に非があるっていうふうな発言は一度もなかったですね。必ず（中略）あの人が悪いんですっていう。
	モチベーションの低さ	仕事に対する情熱が落ちてるんで。だから元の状態に復帰したい，バリバリやりたいと思ってない。
	他者配慮のなさ	もう少し，あの，やってくれた人への感謝とかね，あの，リスペクトがね，表に出ても良いような時もね。

出所：中野（2014）

い世代であり、性別は九名が男性、四名が女性でした。「新型うつ」の特徴を有する部下の職種は、エンジニア、事務職、洋服の売り子、テレフォン・オペレータなど様々です。一番多くのデータを得たＡ社（輸送用機器メーカー）においても、エンジニア、設計者、開発者、事務職など職種は多岐にわたります。以下に分析の結果を説明していきます。

１　上司から見た「新型うつ」の部下の特徴

表４－１に示したのは、「部下の扱いにくい特徴」と名前をつけたカテゴリーです。（Ｍ－ＧＴＡでは、複数の「概念」のまとまりが「カテゴリー」となります。）

調査に協力くださった上司は全員、「新型うつ」の部下を持った時点で既に、「うつ病」について何らかの知識を有していたことが語られています。

〝基本的に受けてますね。うつ病に対する。一般社員までは行ってないですけど、少なくとも、あの、ペアリーダーになる人は、例えば新入社員とかのリーダーというか、ペアでやる仕事を一緒にやる人。そこまではもう、強制的にそういう教育を受けるように。〟

研究に協力くださった企業では、この語りが示すように、後輩を持つ立場になると、メンタルヘルス教育を受けることが義務付けられています。大手企業においては、社員全員とはいかないまでも、後輩や部下を持つ立場の社員に対しては、ラインケアに関するメンタルヘルス教育が行われているのが一般的なようです。しかし「新型うつ」に関する内容は行われておらず、「新型うつ」についての知識をわずかでも持っている上司は一名のみでした。

「新型うつ」の社員が部下として異動または復帰し、同じ職場で仕事をするようになった際の現象として、調査対象の上司全員が、当該部下の「扱いにくい特徴」を認識したことを語っています。この特徴は、上司がこれまで「うつ病の特徴」としてイメージしていたものとは大きく異なり、「くじけやすさ」「神経の過敏性」「現実の直視困難」「仕事以外は元気」「周りを責める」「モチベーションの低さ」「他者配慮のなさ」の七つに大別できました。これらの特徴は、上司にとっては「症状」ではなく部下の本来の性格傾向や個人の特性として感じられることが示唆されます。

表４－２　多くの上司が最初に試みること

カテゴリー	概念	具体例
うつの教育を受ける	うつの教育を受ける	基本的に受けてますね。（中略）強制的にそういう教育を受けるように。
教育で学んだことの順守	プレッシャーを与えない	あと，昔から言われてる，「頑張れ」って言わない。だから，あれは，その言葉は禁句にして。
	負荷を下げた仕事	ま，当然頑張らせないような仕事だから，納期はゆるいし，レベルは低いし。こんな言い方悪いけど，新入社員でも半年すりゃできるぐらいの内容よ。
	叱らない	攻撃するような発言をしてはいけないだろうな，と思って，あの，なるべくそれは，「うん，そうだね。」という形で全部，一旦は受け入れるようにはしてるんですけど。
ネガティブな結果	結果としての甘え	もう「自分のペースでやっていいよ」って言ったら，ほとんど一日中遊んで。
	拒絶・反抗	（病院に）行ってみたら？って言ったら，「じゃあ行ってみますよ！」って感じで。何でそこまで攻撃的に俺が言われなきゃいけないんだって思ったけど。
	周囲との溝	うつだったらあんなこと言わないんじゃないの？みたいなことを皆が言ってたりして。

出所：中野（2014）

2　多くの上司が最初に試みること

教育で学んだことの順守

「部下の扱いにくい特徴」を目の当たりにした上司は，それでも，メンタルヘルス教育で教わった内容を忠実に実践する傾向にありました。

データ分析において「教育で学んだことの順守」として上司が順守した内容をカテゴリー化し，「プレッシャーを与えない」「叱らない」「負荷を下げた仕事」の三つの概念に分類しました。これらはいずれも「うつ病」への対応として，社内研修などで推奨されている内容です（表４－２）。

「プレッシャーを与えない」という概念は，「仕事において，励ましや叱咤などプレッシャーをかけることをしないという上司の対応」を意味します。具体的には、「頑張れ」「しっかり」などと叱咤激励をしないということが挙げられます。当該部下の仕事に対するモチベーションが低く仕事を怠けているように感じたとしても、そのことを指摘したりハッパをかけたりといった行為は行わず、

〝（頑張れと言うのは）禁句なんだろうっていうのは知ってたから。〟

という語りが示唆するように、〝うつ病を患っている人に対して励ましは厳禁である〟ことは、教育や研修を受けるまでもなく、もはや常識のように上司たちのなかに浸透しているようでした。「頑張れ」という励ましの言葉すら禁句と心得ているのだから、「新型うつ」の部下を持った上司は、その部下を強い口調で叱責することは決してないだろうということが示唆されます。

〝気をつけてますね。きついことを言わないようにはしてますね。〟〝あの、要は病気なんだ、というのをわかって、要は、だから、どっちかって言うと、うーん、あまり怒らない。我慢。〟

というように、「部下は病気なのだから」と自分に言い聞かせ、何も言わず我慢する上司がほとんどのようでした。ただ、部下に対するネガティブな感情は強く、心のなかでは怒りを抱え、言いたいことを飲み込み、上司自身がストレスをためてしまうケースが多いようでした。

〝怒らないようにしてるんですけど、怒りますけどね。内心は。んん？と思うけど。〟

また、調査協力が得られた上司全員が、当該部下に対して通常よりも「負荷を下げた仕事」を割り当てていたことが明らかとなりました。「負荷を下げた仕事」とは、「比較的頭を使わなくてもよい、一人でこなす

ことのできる単純作業」を指します。

〝結局、あの、考えないといけない、設計（の部署）っていうところはさ、色々考えながらやるから。…（中略）…逆に、ほとんど考えなくて、とにかく単純に、これとこれとこれをやって、みたいなところだったら、何も考えずに動けるから時間経つのも早いし、とかっていうのもあるかもしれないし。〟

のように、専門性や負荷が高く納期も設定されたようなプレッシャーが強くかかる仕事は、うつ病を患っている現在の部下では手に負えないだろうと上司自身が判断するようでした。

ネガティブな結果

既に述べたように、ほとんどの上司は社内教育などで学んだ内容を実践するのですが、期待したような効果は得られず、ネガティブな結果となって返ってくるケースが多いことが示されました。具体的には、「結果としての甘え」「拒絶・反抗」「周囲との溝」という三つの概念が生成されています。本書ではこれらを「ネガティブな結果」カテゴリーとしてまとめました。

「結果としての甘え」概念は、「部下に優しくしたことで、部下の甘えや怠けが増長してしまうこと」と定義されます。上司が「教育で学んだことの順守」を行った結果、部下の状態に改善が見られないばかりか、「部下の扱いにくい特徴」が強まってしまい、上司や周囲の社員にとって事態が悪化してしまうケースが少なからず語られています。例えば、次のような語りです。

〝この仕事は決して納期もないし、そんなにレベルも高いことを要求してるわけではないので、もう「自分のペースでやっていいよ」って言ったら、ほとんど一日中遊んで。その辺の女性社員捕まえて、あの、ずーっと立ち話を一日中してるような状況がかなり続きましたね。〟

また、上司が当該部下の話を聴く行為に対しても、部下の話を否定せずに聴くように心がけた結果、部下が語る不満や愚痴がエスカレートするだけで、状況に改善が見られなかったという語りが多く示されました。一方で、部下が上司の善意の言動をネガティブに受け取り、「拒絶・反抗」を示すことも少なくありません。この概念の定義は、「部下が上司の言動をネガティブに受け取り、上司に対して拒絶したり反抗したりすること」です。例えば、上司は親身になって部下の話、多くは不満や愚痴を聴くように心がけているにもかかわらず、部下の方は心を開く様子が見られず、

〝実家に帰って、お母さんにちゃんとご飯を作ってもらえる、そんな環境でやった方がいいんじゃないの？っていう話をしたら、…（中略）…陰で、あの上司は、自分に「実家に帰れ」なんて、あんなことを言ってもいいのかしら。そんなことしたら、もう二度と会社に帰ってこなくなっても知らないわよ、みたいなことを言ってて。〟

という語りに見られるように、上司の善意から発せられた言葉を部下が否定的に解釈し、反抗的な態度を取るというケースも見受けられました。

「新型うつ」の部下と周囲の社員との間に、心の隔たり、つまり「周囲との溝」が生じることも多いようです。つまり、部下の困った特徴や周囲にかかる負担が原因で、部下と周囲の社員との関係がうまくいかな

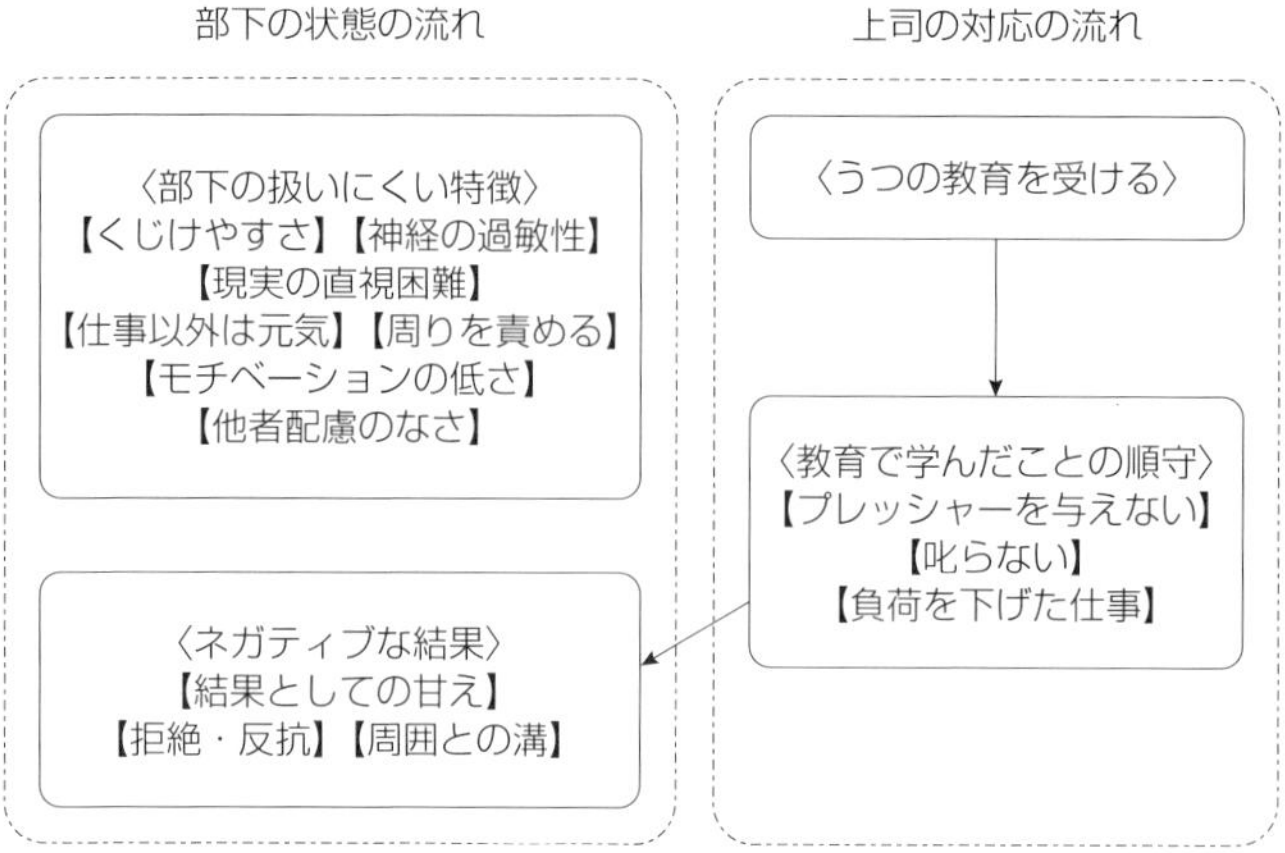

図4－1　「新型うつ」の特徴と，上司が最初に試みる対応の流れ

出所：中野（2014）

くなるのです。うつ病の部下に負荷のかかる仕事をさせない分、他のメンバーがその仕事を補うことになりがちです。「新型うつ」の部下が、そのような周囲の負担を自覚せずに、仕事に対するモチベーションが下がったまま、仕事以外の場で楽しそうに遊んでいる様子を見せれば、周囲に不満の声があがることは容易に想像できます。

図４－１は、ここまで説明した「新型うつ」の特徴と、上司が最初に試みる対応の流れを図に表したものです。図中の矢印は、データ分析の結果示されたカテゴリー間の関係を示しており、相互の影響関係や変化のプロセスを視覚化しています。

3　部下の診断書が意味するもの

うつ病という診断書の絶大な影響力

分析結果によると、一三名中九名の上司は、「新型うつ」の特徴を有する部下に対し、やはり社内研修などで教わった対応を続けるべきだと判断していました。部下がうつ病の診断を受けているという事実は、上司にとって非常

表４-３　部下の診断書が意味するもの

カテゴリー	概念	具体例
うつ病という診断書の絶大な影響力		そこはもう，ある意味，えと，その瞬間から，こちらは半分弱みをずっと持たれているっていう立場にあるのと，ほぼ一緒になるので。診断書が出てしまうと。
対応のあきらめ	専門家頼み	先生に頼るだけなんですけどね。ああなったらもう先生に頼って。産業医さんとか先生の所に行って，薬が出たらちゃんと薬を取ると。
	予防の重要性を認識	もう出かかってるのを出ないようにするんじゃなくて，もともと，ここに行かないようにできないの？って思うんだけど。
最低限の状態維持		だけど，人によっては，会社に来てはいるんだけど，ほぼ役に立たないというケースもある。

出所：中野（2014）

に大きな影響力を持つようです。うつ病の悪化を避けたいという思いから、上司は内面に生じる怒りや不満を抑え、言いたいことを言わず、部下の言動を全面的に許しがちだったことがわかりました。研究では、診断書が持つこの影響力を「うつ病という診断書の絶大な影響力」カテゴリーとしました（表４-３）。

〝こちらは半分弱みをずっと持たれているっていう立場にあるのと、ほぼ一緒になるので。診断書が出てしまうと。そこから何かする、こう、自分の行動なりが、あの、ネガティブになったときは、ある意味、全部自分が負わなきゃいけない立場になってしまうので。〟

このように、「部下がうつ病でなければある程度言いたいことが言えるのに」と、フラストレーションをつのらせている上司の語りが得られています。

対応のあきらめ

結果として、上司は結局自分にできることは何もないというあきらめと、専門家である医師に任せるしかないという気持ちを持つに至り、うつ病罹患後の対応の難しさと予防の重要性を認識する傾向にありました。本研究ではこれを「専門家頼み」と「予防の重要性を認識」という二つの概念で構成される「対応のあきらめ」カテゴリーとしています。

最低限の状態維持

上司が、対処をあきらめ当該部下の言動を全て許してしまった場合、部下の症状も対人関係も改善せず、なんとか出勤できるレベルの状態が維持される傾向にあるようです。本研究ではこれを「最低限の状態維持」と名付けました。

書籍『激励禁忌神話の終焉』で井原（二〇〇九）が主張するように、従来型のうつ病に対しても叱咤激励が必ずしも禁忌というわけではありません。（そもそも、どの程度の何を「叱咤激励」というのか、人によって捉え方が異なるかもしれません。）何にせよ、「うつ」の人には積極的に何かをさせようとしたり、注意したり、励ましたりといったことはよくないという考えが一般的であるようです。

4　上司は「新型うつ」の部下にどのように対応すればよいのか——上司による成長支援

「部下の扱いにくい特徴」に対し、少数の上司は、「新型うつ」の特徴を有する部下に対し「教育で学んだことの順守」の枠を超えた、より積極的な関わりをしたことが明らかとなりました。うち二名は、最初「教育で学んだことの順守」を行ったものの、既述の「ネガティブな結果」を受けたため対応を切り替えていました。当該部下の顔色をうかがい腫れ物に触るような対応ではなく、ときには明確な指導的態度も取るこの

表4-4　上司による成長支援

カテゴリー	概念	具体例
引き出し行為	気持ちの受け止め	とりあえず，全面的に話を聞いて，ひとまず，そうかそうかというふうに聞いてあげて，受け入れてあげて，否定は一切しなかった。
	気づかせる	仕事の状態も含めて，自分が置かれている周囲の関係，あの，状態にしても何にしてもそうだけど，なんでそんな状態になってるの？っていうのを，まあ，全部書いてもらうとか。
	自己決定促進	どうしたいかっていうのを，こっち側がこう線を引くんじゃなくて，どうやったらラクになる？しばらく休んでみる？それとも，休んでみて復帰しにくいんだったらちょっと環境をまず変えてみる？とか。
背中押し行為	明快な指導	あくまでも事実を言うだけなので，別に私はどっちの味方をするとかではないから。あの，実はこう，行ってきたら，みんなはこう言ってたよと。
	自信を持たせる	そしたら，「今の良かったよ」とかって言ってあげるんですよ。だから「今の，いいじゃん，今の言い方」とかって。
	ある程度の励まし	これくらいのことだからやってみようよ，とか，やってみたらいいじゃん，とか，そういうノリよ。それくらいはするよ。
ポジティブな効果	ケアの気づきと感謝	少なくとも本人は，僕がある程度理解してくれてると思ってくれる。今まで少しの我慢ができなかった人が少しは我慢してくれるようになるとかね。
	状態の改善	だけど，現状，前よりも良くなった，断然に。だから，明るくなってるんで。顔色とか態度とか行動とかが。

出所：中野（2014）

関わりは、部下の人間的成長を促進する支援と見ることもできます。分析の結果、この積極的な関わりにより、上司と部下の良好な関係維持、部下のうつ症状や勤務状態の安定あるいは改善などポジティブな結果が生じ、成長支援がより促進されるという好循環を導くことが明らかとなりました。本研究ではこの「上司による成長支援」を重視し、これをコア・カテゴリーとしました。「上司による成長支援」は、「引き出し行為」と「背中押し行為」の二つのカテゴリーで構成されます（表4-4）。

引き出し行為

「引き出し行為」は成長支援のプロセスにおいて「背中押し行為」よりも先に行われていました。「引き出し行為」において、部下の状態、心情、希望などを傾聴して引き出し理解し、部下自身にもそれを自覚させることがまずは不可欠であり、支援のベースとなることが示唆されています。部下が「話を聴いてもらった」と感じるケースでは、積極的傾聴が適切になされており、部下の「気持ちの受け止め」が行われていたことがわかりました。例えば部下の言葉をそのまま用いて、話の内容を要約して伝え返したり、「その気持ちはしっかり受け止めて、心に留めておくからね。」と言葉で伝えるようにしたりして、気持ちを受け止めたことが相手に伝わるように気を付けているという語りが得られています。

また、部下がどのような将来を希望しているのか、どのような仕事をしていきたいと思っているのかなど、部下自身の考えや望みなどに「気づかせる」こと、同時に、部下にとって改めた方が良い点や、おかしやすい間違いの傾向なども、自分で気づけるように自然な形で導いていくことが効果的であることが示唆されました。

〝たとえば自分が（このメールを）受けとったらどう思う？とか言ったら、（部下が）「そうっすねー。」とか言って〟

というように、部下自身に考えさせ、改善すべき点に気づかせるという対応をしているという上司の語りが得られました。

「自己決定促進」は、「仕事や今後のキャリア設計などについて、上司が部下の気持ちを聞き出しながら部下自身に決めさせるようにすること」と定義した概念です。

〝じゃ、今後どうしていこうかと。どうしたら少しでも楽になるかねっていう話をして。なるべく本人から引き出すようにして。どうしたいかっていうのを、こっち側がこう線を引くんじゃなくて〟

という語りにもみられるように、具体的な希望を部下自身に考えさせ、今後どうしていくか自分で決めさせることが大切なようです。そうすることで自分の決定に責任と自信を持たせ、仕事に対するモチベーションを高める効果が期待できます。

背中押し行為

「背中押し行為」カテゴリーは、「明快な指導」「自信を持たせる」「ある程度の励まし」という三つの概念で構成されます。「引き出し行為」によって部下の気持ちを受け止め、信頼関係を築き、部下の気持ちや希望などを理解した後、「背中押し行為」によって部下が実際に行動できるよう、上司が自然な形で後押しすることが効果的であると示されています。

「指示や注意すべきところは臆することなく，事実ベースでわかりやすく部下に伝えるという上司の対応」が「明快な指導」概念の定義です。組織として部下に自分でやってほしいこと，周囲が支援すべきところなど仕事の責任や分担を明確にすることが大切であると示されました。また，当該部下が周囲の社員に迷惑をかけている場合など，本人にきちんと説明しないと伝わらないと思われる場合は，必要以上に遠慮することなく，落ち着いた態度で明確に指導することも効果的であると示されています。当該部下に仕事を指示するときも，できる限り明快でわかりやすい説明を心がける必要があることが示されました。

「自信を持たせる」ことも，プライドの高さと自信のなさを併せ持っている「新型うつ」の部下には大切であることが示唆されました。たとえ些細なことでも，部下がうまく仕事をこなしたときに上司が見過ごさずきちんと言葉で伝えて褒めるように心がけた結果，部下の自信が徐々に高まり情緒も落ち着いてきたという体験が語られています。部下の言動に問題があり，それをたしなめる場合にも，

〝ま，ちょっと褒めつつ，もう，お前そのレベルじゃないでしょっていう。昔お話してたようなことは，もう引き出しに入ってるでしょ？っていう言い方をして。〟

というように，「あなたならできるはずだ」「あなたには本来，とても高い能力がある」ということが伝わる言い方をすることで，部下のプライドを傷つけることなく，仕事に対するモチベーションを上げ自信を持たせることができるようです。

「ある程度の励まし」概念の定義は，「研修や教育では禁止されているが，上司が自分の判断で部下に対して適度な叱咤激励をすること」です。「叱咤激励」は，「大声で励まして，奮い立たせること」を意味する言葉ですが，本研究で意味する「叱咤激励」は，大声を出したり強い口調で叱責したりすることではありませ

ん。本人の能力を賞賛しつつ励まし、少しずつ負荷をあげていく行為を意味します。「これくらいは絶対できなければ」といった厳しい言い方はせず、部下がプレッシャーを感じないように気を配ったと語る上司がほとんどで、そういった上司は部下との関係が良好に保たれているようでした。

5　第4章のまとめ

図4-2は、「新型うつ」の特徴を有する部下が異動または復職してきた際の上司の対応および部下の状態変化のプロセスについて、生成した概念とカテゴリーの関係を表した結果図です。図の左側は、「新型うつ」の特徴を有する「部下の状態の流れ」を示しており、上から下へと向かう時間の流れに沿っています。右半分は「上司の対応の流れ」を示したものです。図内の【　】は概念、〈　〉はカテゴリー、《　》はコア・カテゴリーを表します。

研究の結果、「新型うつ」の特徴を有する部下に対して、ほとんどの上司は社内教育などで学んだ従来型のうつ病への対応方法を順守していることが明らかとなりました。つまり、負荷を下げた仕事を任せ、「頑張れ」などといった叱咤激励を避けるというものです。部下の「周りを責める」「仕事以外は元気」などの扱いにくい特徴に対して何らかの対処をすることもありません。その結果、当該部下の状態は改善しないばかりか、他責傾向や甘えを助長させたり、上司への拒絶や反抗が現れたりと、ネガティブな結果となる傾向が示されました。また、「うつ病」の診断書が絶大な影響力を発揮し、上司の積極的な対応を封じていることも示唆されています。

一方、少数ではありますが、部下に対し成長支援を行う上司が存在すること、成長支援により部下の状態

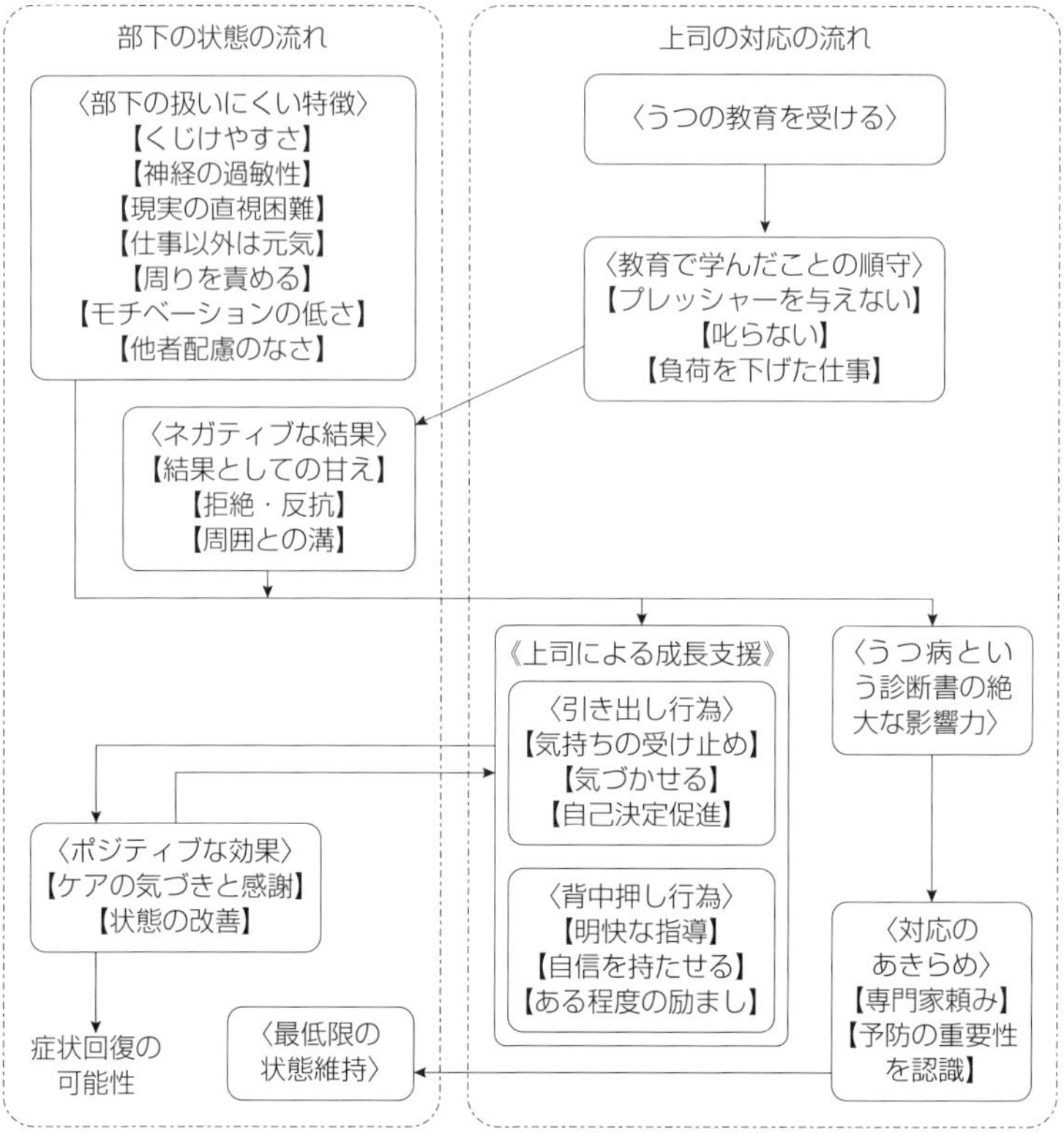

図4-2　「新型うつ」の特徴を有する部下が異動または復職してきた際の上司の対応および部下の状態変化のプロセス

出所：中野（2014）

や扱いにくい特徴が改善に向かう傾向にあることが明らかとなりました。この成長支援では、まず「引き出し行為」によって部下の気持ちに寄り添い信頼関係を形成し、同時に部下自ら問題点に気づき、仕事に対する展望や将来の希望などを整理できるように導いていきます。また、自らの意思決定を促進することで、部下のモチベーションを高め、決定事項に責任と自信を持たせるように働きかけます。

「引き出し行為」の次の段階は「背中押し行為」です。ここでは、上司は部下に対し理解しやすい明快な指導をし、適度な叱咤激励を行いつつ、自信を持たせるような関わりを行います。本研究では、このような成長支援の結果、上司への感謝の表出、モチベーションの向上といったポジティブな結果が得られました。また体調、出勤状態、勤務態度などの改善傾向も示されています。

この「上司による成長支援」のタイミングは様々でした。部下の扱いにくい特徴を確認し即座に実行した上司がいる一方で、従来型のうつ病に対する対応をした結果ネガティブな結果となったため、「これではダメだ」と感じて成長支援の方向に切り替えた上司もいました。ただし、「うつ病という診断書の絶大な影響力」を感じた後では、あきらめの気持ちが強くなるためか、成長支援を行うことが非常に困難であることが示されています。

また、この「引き出し行為」と「背中押し行為」は両方をセットで、「引き出し行為」を先に行う必要があることが示唆されました。「引き出し行為」によってしっかりと部下の話を聴くことによって、部下は「自分のことを理解してくれている」「親身になって考えてくれている」と感じ、安心感を得ることができます。その安心できる環境においてのみ、部下の背中を押す行為が有効であることがわかります。

第5章　上司は従来型うつ病の部下にどのように対応しているか

第4章では、職場において上司が「新型うつ」の特徴を有する部下にどう対応しているのかについて、研究をご紹介しました。それでは、メランコリー親和型である従来型のうつ病を患う部下に対しては、上司はどのような問題を経験し、どのような関わり方をし、どのような結果を得ているのでしょうか。社内のメンタルヘルス教育に沿った対応をしていることは第4章の結果からも推測できますが、それに対する部下の反応や状態の変化はどのようなものでしょうか。第5章では、従来型のうつ病を患う社員が異動あるいは休職後復帰してきた際の、上司の対応傾向および上司から見た部下の状態変化の傾向を明らかにし、それを第4章で扱った「新型うつ」の結果と比較します。

第4章では、「新型うつ」の部下に対する上司の対応傾向や、上司の立場から見た部下の状態の変化のプロセスを明らかにすることを目的とした研究を紹介しました。しかし、企業における「新型うつ」が増加しているとはいえ、必ずしもメランコリー親和型である従来型うつ病が減少していることを意味するわけではありません。特に、比較的上の年代では、依然としてメランコリー親和型の従来型うつ病が多いことが先行研究でも指摘されています。

従来型のうつ病であるメランコリー親和型うつ病に罹患する人が持つとされる「メランコリー親和型性格」という病前性格は、Tellenbach によって一九六一年に提唱されました。彼は、メランコリー親和型性格について、几帳面さへの固着が基本的な特徴であるとして、次のように述べています。「この几帳面さは、家庭や職場では周囲の人から高く評価されている。…（中略）…日常的な事物とのかかわりにおいては、周到な整理整頓が目立つ。職業生活は、勤勉、良心的、責任感、頑固などの標識によって規定しつくされている。…（中略）…上司や同僚との関係では、誠実さ、まめまめしさ、親切さに重きがおかれる。」そして、この几帳面さと表裏一体をなしているのが、もう一つの基本的特徴である「自己の仕事に対する過度に高い要求水準」です。このためメランコリー親和型性格の人は多くの仕事を完璧に仕上げようとする傾向にあります。そのほか、人のために尽くす、潔癖、良心的であるといった特徴もメランコリー親和型性格に共通したもの（Tellenbach, 1961）です。

表5－1　定型うつ病になりやすい性格

・几帳面，生真面目
・頑張り屋
・完全主義
・要領が悪い
・秩序を重んじる
・仕事熱心で物事を頼まれるとノーと言えない
・自己犠牲の精神を持っている
・ストレスをためやすい

出所：福西（2010）

表5－1は、福西（二〇一〇）がまとめた「定型うつ病」、つまりメランコリー親和型うつ病になりやすい性格傾向を表したものです。

気分反応性の欠如を特徴とする「メランコリアの特徴を伴ううつ病」は、海外でも珍しくないかもしれません。しかし、「メランコリー親和型性格」や「定型うつ病になりやすい性格」は、仕事を抱え込み猛烈に働き疲弊した、日本人サラリーマンのイメージを彷彿とさせるのではないでしょうか。生真面目で頑張り屋で、頼まれると「ノー」と言えずストレスを溜め込んでしまう。そしてサービス残業や過重労働の末に心身が疲弊しうつ病を発症してしまうパターンは、日本では珍しくないかもしれません。もともと日本では、メランコリー親和型性格のような勤勉で正直な性格傾向が望ましいと評価されてきた文化があります。山本・宗像（二〇一二）は、自身の気持ちや考えを抑え、他者に合わせる傾向を自己抑制型行動特性としており、それが日本人に多く、抑うつとの関連が高いことを報告しています（山本・宗像、二〇一二）。また、高橋（二〇〇五）は、日本には江戸時代より滅私奉公という倫理観があり、それが集団帰属意識の強さの原点となっていることを指摘し、日本人の職業観を検討する際は歴史的、文化的、社会的な文脈のなかで位置づけていく必要があることを主張しています。

上記のような性格傾向が強く、従来型のうつ病を患ってしまった部下に対して、上司はどのような対応を取っているのでしょうか。そしてどのような関わりが好ましい結果を導いているのでしょうか。上司の対応傾向や部下の状態変化のプロセスを「新型うつ」と従来型のうつ病で比較すると、何が見えてくるのでしょうか。私はそのような関心と目的意識をもって、本章で紹介する研究を行いました。

1　上司から見た従来型うつ病の部下の症状

本章で行った研究のインタビュー調査対象者は、従来型のうつ病を患う部下を持った経験のある（あるいはインタビュー調査時点で持っている）上司九名でした。男性八名、女性一名で、年齢は三〇代から五〇代で全員が役職者です。九名のうち七名は「うつ」の部下を複数（二、三名程度）持った経験、残り二名は「うつ」の部下を一名のみ持った経験を有していました。

この研究でも、第４章と同じく最も多くのデータはＡ社から得ています。また、分析も第４章と同様にＭ

－GTAを行いました。

部下の症状

上司が語った部下の症状特徴としては、「エネルギー低下」「自責傾向」「生産性低下」「自信喪失」が挙げられました（表5－2）。これらの症状に対して上司は全員、部下が異動あるいは復職してきた際、社内のメンタルヘルス研修などの「教育で学んだことの順守」を行っていました。これは第4章の「新型うつ」の研究で作成されたのと同じカテゴリーで、すなわち、「頑張れ」「しっかりしろ」などと叱咤激励をしない、つまり「プレッシャーを与えない」ことを心がけ、納期のある仕事やチームで行う仕事、内容が難しい仕事などは避け「負荷を下げた仕事」を担当させることを徹底します。「新型うつ」の場合と異なるのは、「叱らない」という概念が含まれていないことです。これは、従来型のうつ病を患う部下が仕事を怠けているように見えたり周りを責めたりといった、上司が「叱りたくなる」要素がほとんどないため、調査協力者の語りに表れなかったと思われます。実際、以下の語りのように部下の頑張り過ぎを心配する語りも得られました。

〝周りから見ても、もう、だめじゃん。つぶれそうだから、これ引き取るよって言っても、一旦ＯＫしたからって自分がやるから。いや、お前潰れるから。周りも潰れるし。やめてくれってんで、上司が無理やり引き取らなきゃいけない。そういう意味で過適応みたいな感じに思えてしまって。〟

表５－２　上司から見た従来型うつ病の部下の症状

カテゴリー	概念	定義
うつの教育を受ける		うつの部下を持つ前に，上司はうつ病についての教育や研修を受けているという状態
部下の症状	エネルギー低下	常に気分が沈み，気力が低下している部下の様子
	自責傾向	うつになったり仕事が進まないことに対して自分を責める傾向
	生産性低下	うつ病のせいで以前のように効率的に働けなくなり，仕事の生産性が落ちている状態
	自信喪失	うつ病のため以前のように仕事をすることができず，自信を失っている部下の状態
うつ発症の原因	仕事の大変さ	部下は本来有能で，責任ある仕事を任されて大変だったという事実
	頑張り過ぎ	仕事に対する部下の過度の頑張り
	元上司からの圧力	前の職場で部下が元上司から受けた高圧的な態度，過酷な納期設定，仕事の面倒を見てもらえないといった不当な扱い
教育で学んだことの順守	プレッシャーを与えない	部下に対して励ましや心理的負担になるような言動を慎むこと
	負荷を下げた仕事	比較的頭を使わなくてもよい，一人でこなすことのできる単純作業
順調な復帰の兆し		欠勤しなくなる，顔色が良くなるなど，部下が職場において順調に復帰しているという兆しが見られるようになること

出所：中野（2015a）

うつ発症の原因

本章でご紹介する研究の目的は、従来型のうつ病を患う部下が「異動あるいは休職後復職してきた際の」上司の対応傾向を調査することでした。そのため当初のデータ分析では、うつ発症前や、発症経緯に関する語りは分析対象から除外していました。しかし、五人のデータを分析し終えた時点で、元上司の対応が部下のうつ病の発症に大きく関係している可能性が高いと考えました。五名中三名の上司から、当該部下の元上司に対する批判の気持ちや部下に対する同情の気持ちが、うつ病を患う部下への対応に少なからず影響していることが示唆されたのです。そこでデータの再分析を行い、部下のうつ病の原因に関する語りも分析対象に含めることにしました。

部下がうつ病を発症した原因は、おおむね三つに分類されました。「仕事の大変さ」「頑張り過ぎ」「元上司からの圧力」です。調査協力者である上司はほぼ全員、部下がうつ病を発症した原因やプロセスを詳しく知っていました。つまり、異動する前も同じフロアで仕事をしており部下のことを知っていたケースや、前職場の社員から事情を詳しく聞いていたケースなどです。

「仕事の大変さ」は、「部下は本来有能で、責任ある仕事を任されて大変だったという事実」を指します。本章の研究において語られた従来型うつ病の部下の多くは本来優秀で、責任ある仕事を任されていた社員でした。例えば、以下の語りが得られています。

〝やっぱり仕事をバリバリやってて、えっと、非常にエース級でね、将来を嘱望されてるぐらいの人間でやってたの。だけど、責任感がありすぎて、で、仕事がオーバーフローして、自分ができないっていうふうになって、休みだした。〟

〝そういう症状にもっと早く気がつければ、もっと良かったんだろうとは思うけどね。でもやっぱり期待するから。してみろよって。〟

このように、優秀な部下ゆえに仕事を過剰に任せてしまい体調悪化に気付かなかったという語りもありました。責任感の強い部下は仕事を抱え込み、どんなに大変でも周囲からの支援を求めず「頑張り過ぎ」て、結果としてうつ病を発症するケースが珍しくないようです。

「元上司からの圧力」とは、「前の職場で部下が元上司から受けた高圧的な態度、過酷な納期設定、仕事の面倒を見てもらえないなどといった不当な扱い」を指します。「仕事の面倒を見てもらえない」というのは一見「圧力」と無関係に思えるかもしれません。しかし会社組織において上司に仕事を丸投げされ面倒を見てもらえないのは、「知らないことや自信のないことも含め全て自分で責任を負わなければならない」ことを意味します。そういった事態は部下にとって大変な圧力となることが次の語りからも示唆されています。

〝仕事量が多いのと、責任感。しかもそれが、相談相手がいない。…（中略）…すごく難しくて、レベルの高いミッションがあって。当然その人の責任でやらなきゃいけないんだけど、それはできないことってあるじゃないですか。できないときの対応が、普通は組織だってリカバリーするでしょ。個人だけでやるってなると大変ですよね。…（中略）…丸投げっていうか、まあ、シェアまではいいですけど、その後のフォローですよね。本来、もう少しリソース割り当ててチームでやらなきゃいけないのを、なんかなあ、まあ、チェックが不足してるのと、心からのコミュニケーションができてないのと、その結果、まあ、相手にとってはどんどんプレッシャーばっかり高じてね〟

順調な復帰の兆し

「教育で学んだことの順守」を上司が行った結果、従来型のうつ病を患う部下は仕事や対人関係で問題を起こすこともなく、仕事への不満を訴えることもなく、まじめに決められた時間勤務をこなす傾向にあり、そのため順調な職場復帰の兆しを感じる上司が多いようでした。これは「新型うつ」の場合とは異なる結果で、例えば次のような語りに表れています。

〝やっぱりあの、負荷を下げて頑張って、なるべく頑張らないようにしていると、段々良くなっていってるっていうのは、何となくこちらも、会話をしてるときの、なんでしょう、ええと、なんかこう、声の強さだとか、まあ、あの、顔の表情なんか見てると、やっぱりそうやってると、段々段々良くなっていくんだなっていう感じがあったので。〟

このような語りは「順調な復帰の兆し」という概念としてまとめました。調査協力者のなかには、従来型のうつ病を患う部下を三人持ったが、三人とも復職後は与えられた仕事を淡々とまじめにこなし、順調に回復したと語る上司がいました。部下の気持ちの根底に「周囲に迷惑をかけて申し訳ない」という自責の念があるだけに、仕事を減らしてもらって当然といった態度や、仕事をさぼって同僚とおしゃべりに興じるような態度は見られなかったようです。上司たちが受けていたメンタルヘルス教育は従来型のうつ病をターゲットにしたものでしたが、この研究結果からも、やはり従来型のうつ病についての教育で学んだ内容に沿った対応をするのが効果的だと示されたことになります。

表５-３　従来型うつ病の部下がやってしまいがちなこと

カテゴリー	概念	定義
回復への焦りによる症状の軽視	復帰への焦り	早く回復して仕事を頑張らねばと焦る気持ち
	援助要請しない	体調が悪くても，仕事で行き詰まっていても，周囲に助けを求めない部下の傾向
	受診渋り	病院や健康管理推進センターなどに行くのを嫌がり，仕事を続けたがる部下の傾向
症状の足踏み		部署異動または復職したにもかかわらず，部下の症状がなかなか快方に向かわないこと

出所：中野（2015a）

２　従来型うつ病の部下がやってしまいがちなこと

回復への焦りによる症状の軽視

表５-３で「回復への焦りによる症状の軽視」とされているものは、復職後しばらく時間が経った頃に上司が認識する傾向にありました。また、負荷を下げた仕事を部下が問題なくこなしているため、上司が〝部下が順調に回復している〟と見なし、仕事の量や質を少し上げた頃の症状の悪化とともに語られることもありました。

〝（部下が）特にそういう話（相談とか、こういうところが大変とか）は、したことないですね。治ったら治ったで、放っとくんで。（うつが悪化していても部下からは何も）言わないですね。〟

上司は、部下が何も言ってこないことを、うつ病が治ったあるいは治りつつあると判断する傾向があるようです。実際、仕事がこなせていることは「順調な復帰の兆し」です。その頃に実は、部下の症状が悪化しており「復帰への焦り」「援助要請しない」「受診渋り」という特徴が現れる傾向にあるようです。ここでは、これら三つの概念を「回復への焦りによる症状の軽視」というカテゴリーにまとめました。

「復帰への焦り」は，従来型のうつ病を患う部下の「早く回復して仕事を頑張らねばと焦る気持ち」を指します。この概念も，「新型うつ」には見られない特徴です。うつ病は，良くなってきたと感じられても本当に良くなっているとは限りません。一進一退を繰り返しながら少しずつ回復していくものです。しかし，従来型のうつ病を患う部下は，心身の状態が少し回復して気力と体力が湧いてくると，「早く以前のようにしっかり働かなければ」という焦りが生じるようです。もっとも，元々他者配慮や自責の傾向が強い部下が，このように復帰を焦る気持ちを持つことは自然なことかもしれません。

〝それ（新しい仕事）を希望するんだったら行かせてあげようかって行かせてあげたんですけど。行ったらよけい悪くなって。で，えと，また向こうで半年くらいずっと休んでて，結局またこちらに帰ってきました。…（中略）…完全に頑張って燃え尽きて倒れてしまったっていう感じですね。〟

という語りからは，「新型うつ」の「モチベーションの低さ」とは対照的な，「もっと仕事を頑張らなければ」という部下の焦りが伝わってきます。

「援助要請しない」は，「体調が悪くても，仕事で行き詰まっていても，周囲に助けを求めない部下の傾向」を指す概念です。

〝自分が精神的なもろさとか弱さをさらけ出して，その，ヘルプして，それも含めて自分の力にしていって，その，強みにしていくっていうやり方はやらない。できそうなだけに，なんでしないの？って。〟

このように，自分の症状悪化を認めたくない気持ちや，もっと頑張って仕事をこなさなければという焦りの気持ちなどから、従来型のうつ病を患う部下は、周囲の人たちに援助を求めることが難しいようです。以前はバリバリ働いていたという自負もあるため、仕事で他者に助けを求めることに抵抗感や自己嫌悪感を持つ人も多いと推測されます。部下の状態が悪化して初めて、部下が無理をしていたことに気がついたという上司の語りも聞かれました。

「受診渋り」概念が生成されたように、メランコリー親和型の性格傾向を持つ部下は、病院や企業内の健康管理部門を訪れることに抵抗を示す傾向にあるようです。自分がもっと頑張れば大丈夫、まだ頑張りが足りないのだ、と自分を追い込みプレッシャーをかけてしまうという、生真面目な性格傾向や思考パターンも受診渋りに大きく影響していると思われます。また部下のなかには、薄々自分の状態が悪化していることに気づいているものの、病院に行けばまた休職することになって会社や家族に迷惑をかけてしまうと考え、専門機関への受診を拒否する人もいるようです。

〝その人は病院にいく、健康管理センターに行くっていうこと自体ハードルが高くて。…（中略）…自分がそういう症状になってることを、認知、認識したくない、みたいな、周りにそう思われたくないってところがあったんじゃないかな。〟

というように、自分の症状の悪化を気づきながらも認めたくない、周りに知られたくないと思っているのでは、と部下の心情を推しはかる上司の語りも得られました。

症状の足踏み

従来型のうつの場合、休職と復職を繰り返す部下の例がいくつか語られました。「回復への焦りによる症状の軽視」により、本人が無理をして頑張り続けた結果、そして上司のほうも部下の症状悪化に気づくのが遅れた、あるいは気づけなかった結果、部下の「症状の足踏み」という状態に陥るようです。また、出張に出かけたり、駐在を引き受けたり、部署を異動したりした場合、たとえそれが部下自身の希望したことであっても、環境の変化が症状悪化につながったというケースが語られています。これは、いわゆる「昇進うつ」と同様、本人が望んだはずの環境変化であっても、それがストレス要因になり得ることを示しています。環境の変化や仕事の負荷を上げていくタイミングは、上司が決定を任される場合が多いのでしょうが、細心の注意を払って見定める必要があると言えます。

3　上司は従来型うつ病の部下にどのように対応すればよいのか

状態悪化への早めの気づき

「回復への焦りによる症状の軽視」から症状を回復させるには、上司が素早く「教育で学んだことの順守」に戻り、部下の負荷を減らすといった対策を実行する必要があります。そのために不可欠なものが「状態悪化への早めの気づき」だということが明らかになりました。このカテゴリーは「目配り」と「積極的なコミュニケーション」の二つの概念で構成されています（表5-4）。

「目配り」とは、「上司が部下の症状悪化などの変化に気づけるよう目を行き届かせておくこと」と定義しました。

〝いつも目が届いてるわけではないんで。納期遅れの仕事があって、ぱっと見たら「あれ、元気がな

表５－４　状態悪化への早めの気づき

カテゴリー	概念	定義
状態悪化への早めの気づき	積極的なコミュニケーション	上司から部下に積極的に話しかけてコミュニケーションを図ること
	目配り	上司が部下の症状悪化などの変化に気付けるよう目を行き届かせておくこと

出所：中野（2015a）

いな」って感じですかね。だから、あまり、露骨に暗くなってるのではなくて、コミュニケーションしてみたら「おや？」って感じですね。気づきですよね。もっともっと早く気づかなくてはいけないんでしょうけど。〟

という語りから伺えるように、上司自身が日々多忙な業務に追われており、部下の様子に目を配っておくことは非常に難しいのが現状のようです。従来型のうつ病を患う部下が仕事の納期を守れないなど何か問題が起きてから、初めて部下の状態が悪化していたことに気づいた、という上司も少なくありません。一方で、部下への「目配り」を意識したところ、部下が睡眠を取れていないのではないかと思い当たり、上司の方から声かけをすることによって部下の不調を確認し、素早い対処を取ることができた例なども語られました。

「積極的なコミュニケーション」とは、「上司から部下に積極的に話しかけてコミュニケーションを図ること」を意味する概念です。本研究においては例えば以下のように病状や家のことなど、仕事の話題に限らず部下に話しかけたという語りが得られました。

〝病院にかかってたんで、病院の先生にこんなこと言われたとか。あと、最初はそういう業務的な話もするけど、あとはもう雑多なプライベートな話で。うん。ちっちゃい子どもさんもいたんで。最近どう？とか聞きながら。〟

従来型のうつ病を患う部下は復職後は単独の仕事を担当することが多く、仕事における周囲とのコミュニケーション量が必然的に少なくなるのが現状のようです。また、うつ状態であるため、自分から積極的に人に話しかけたい気分ではないときも多いだろうと推察されます。加えて、病気のために周りに迷惑をかけているという自責の念から、気持ちが萎縮してしまい余計に他の社員との間に距離を置きがちになるようです。上司のなかには、そのような部下の気持ちを察し、部下の固くなった心がほぐれるように気を配ったとの語りもありました。援助要請を出しにくく無理をしてしまう部下の性格傾向をしっかり認識し、上司が部下のそのような行動のパターンを変えられるように支援できれば理想的と思われます。そのためにも、上司は自ら積極的に部下に話しかけてコミュニケーションの活性化を図り、うつ病を患う部下にとって少しでも援助要請を出しやすいよう、職場環境を整えることが重要と言えます。

第5章の研究結果を図5-1に示します。

図の左側は、従来型のうつ病を患う「部下の状態の流れ」、右側は「上司の対応の流れ」を示します。図内の【 】は概念、〈 〉はカテゴリーを表します。

調査に協力いただいた上司は全員、従来型のうつ病を患う部下を持つ前に、社内教育により、「うつ病」に関する一般的知識を有していました。彼らが語った従来型のうつ病を患う部下の特徴は、「エネルギー低下」「自責傾向」「生産性低下」「自信喪失」であり、これらはメランコリー親和型うつ病の典型的な特徴と言えます。これらに対し上司は、うつ病に関する社内教育で学んだ対応方法を順守する傾向にあることが示されました。具体的には、「頑張れ」「しっかりしろ」などの叱咤激励をせず「プレッシャーを与えない」ことを心がけ、「負荷を下げた仕事」を担当させるなどでした。「新型うつ」の場合と異なるのは、「叱らない」対応が含まれていないことです。これは、従来型のうつ病を患う部下の場合、他責傾向などの上司が

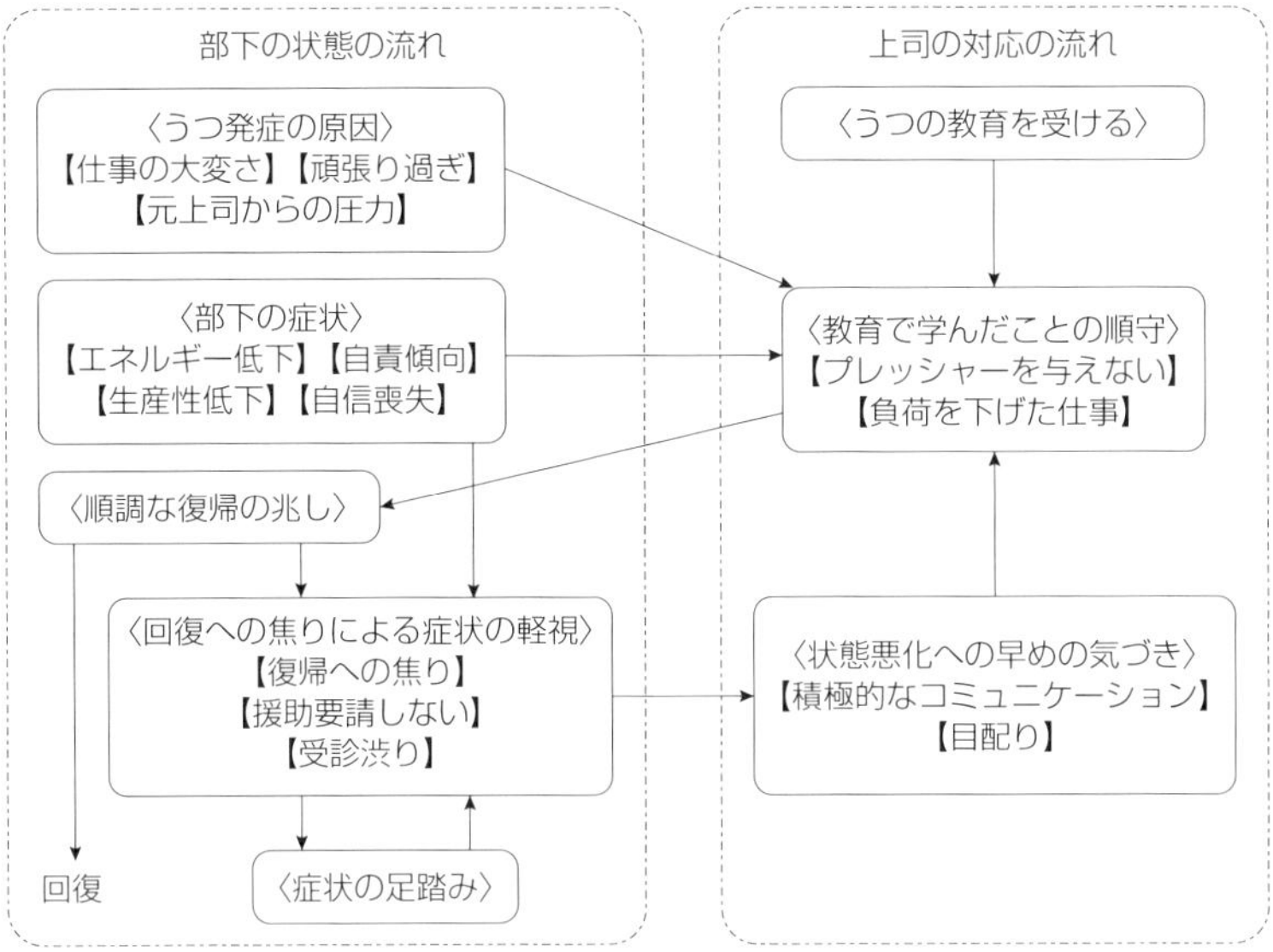

図５－１　従来型のうつ病を患う部下が異動または復職してきた際の上司の対応および部下の状態変化のプロセス

出所：中野（2015a）

「叱りたくなる」要因がほとんどないためであると思われます。教育で学んだ対応方法を順守した結果、次第に部下が会社を休まなくなる、仕事量が増えてもこなせるようになるなど、「順調な復帰の兆し」が表れることが多く語られました。そのまま順調に完全復帰できれば理想的ですが、症状の改善が見え始めると、当該部下に「回復への焦りによる症状の軽視」が生じる傾向にあることが示されています。周囲に迷惑をかけているという自責の念や、完全復帰への焦りから無理をする部下が少なくないようです。その結果、症状の悪化や、ある程度のところで回復が止まってしまう「症状の足踏み」状態に陥りがちであることが示されました。そして部下がますます焦りをつのらせ、「回復への焦りによる症状の軽視」が強化されるという悪循環が示唆されています。従来型のうつ病で休職と復職を繰り返すケースは，「回復への焦りによる症状の軽視」と「症状の足踏み」の悪循環から抜け出せなくなっている状態と解釈できるかもしれません。

当該部下の仕事は独りで行う比較的単純な業務が多く，部下が回復傾向にある場合，上司も安心して目を離してしまいがちなことが示唆されました。しかし，上司による部下の「状態悪化への早めの気づき」，具体的には「だるそうに見える」「仕事の手が止まっている」「大丈夫と口では言っているが，余裕がなさそうに見える」などの状態への素早い気づきにより，部下の状態悪化への早期対処が可能になることが示されています。この「状態悪化への早めの気づき」カテゴリーは，「積極的なコミュニケーション」と「目配り」の概念で構成されます。上司が部下への「目配り」を怠らず，日常的に「積極的なコミュニケーション」を心がけ，部下にとって話しかけやすい雰囲気を作ることが，部下の状態変化の早期発見につながり，うつ病悪化の前に適切な措置を講じることが可能になると考えられます。

第6章　上司が感じる「新型うつ」と従来型のうつ病の違い

第4章と第5章では、「新型うつ」と従来型うつ病の特徴を有する部下に対する、上司の実際の関わり方に焦点を当て、上司の対応のプロセスと部下の状態変化のプロセスを明らかにしました。そこでは「実際に目に見える行動としての上司の対応」に焦点を当てたため、上司の心の内に生じる様々な感情や、物理的・精神的負担に注目した分析は行っていません。しかし、調査で得られた語りから、「新型うつ」の特徴を有する部下を持つことの精神的な負担が非常に大きいことが示唆されました。また、「新型うつ」に関して、どのような心情を抱えた上司が「上司による成長支援」を行うに至るのか、「対応のあきらめ」に至った上司はどのような心情変化のプロセスを体験したのか、といったことを明らかにすることが重要と考えられました。さらに、「新型うつ」と従来型のうつ病における上司の物理的・精神的な負担の類似点や相違点に目を向けることで、今後上司に対する支援の内容や焦点、「新型うつ」と従来型のうつ病で共通にすべき支援や別々にすべき点などを検討する際に有益なヒントを得られるのではないかとも感じました。そこで、部下のうつ病が「新型うつ」または従来型のうつ病であった場合の上司の心情および負担を比較した研究を行うことにしました。第6章ではその研究についてご紹介したいと思います。

表6－1　従来型のうつ病を患う部下を持った場合の上司の心情および負担

カテゴリー	概念	定義
元上司への怒り		元上司からの圧力や過重労働があったことに関して，前職場の上司に対して現上司が感じる腹立たしい気持ち
部下への理解と同情		うつ病になった部下のつらさを理解し，気の毒に思う上司の心情

出所：中野（2015a）

本章で紹介する研究データの分析では、第4章と第5章のインタビュー調査で入手した「新型うつ」と従来型のうつ病のデータに対して別々にM－GTAを行いました。

1　従来型のうつ病の場合

従来型のうつ病を患う部下を持った場合の上司の心情および負担は、「新型うつ」の場合と比較すると、部下に対するネガティブなものがほとんどないことが示されています。従来型のうつ病を患う部下を持つ上司の心情と負担は、「元上司への怒り」と「部下への理解と同情」の二つです（表6－1）。

元上司への怒り

「元上司への怒り」とは、「元上司からの圧力や過重労働があったことに関して、前職場の上司に対して現上司が感じる腹立たしい気持ち」を指します。第5章で示したとおり、従来型のうつ病を患う部下の発症原因は過労やパワハラなど、本人に過失があるとは言い難いケースが多いようです。上司からは、部下の元上司に対する憤りの言葉が多く語られたのが特徴的でした。

〝まあ相手からも言い分はあるんでしょうけど。「彼は仕事ができな

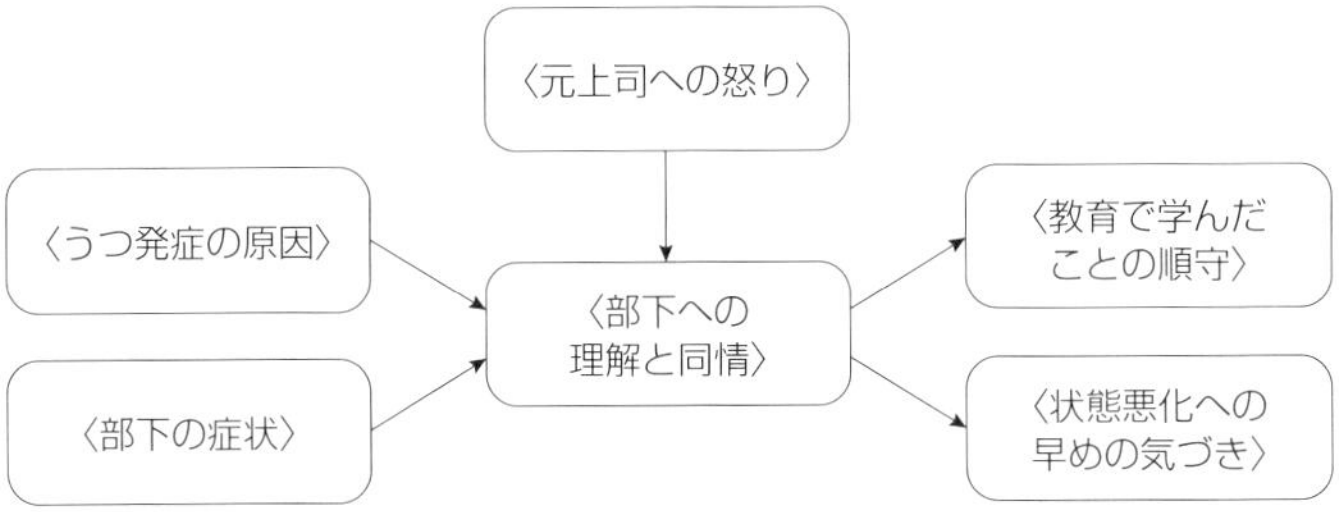

図６－１　「部下への理解と同情」

い」みたいなことを言うんでしょうけどね。あの、本当は優秀ですよ。めちゃめちゃ優秀ですよ。「使えてないだけじゃん、お前が」って感じですよ。〟

この語りに見られるように、部下がうつ病を発症してしまったのは、部下に能力がないわけでも、頑張りが足りなかったためでもなく、その上司にマネジメント能力が不足しており、組織の人間を上手に使うことができないため、部下がうつ病を発症するはめになったのだ、との主張が複数得られました。

部下への理解と同情

部下のうつ病発症の要因が必ずしも部下に非があるわけではないこと、また、前の職場の上司の対応が不適切で、部下は被害者ともいえる立場であると感じていることから、（調査対象者である）現在の上司は、「部下への理解と同情」を感じているケースが多いようでした。また、「新型うつ」の場合では、「部下の考えていることが理解できない」「本当にうつ病なのか疑問に思ってしまう」と語る上司が多くみられたのですが、従来型のうつ病を思う部下については、部下を理解できないという主旨の発言はありませんでした。いずれの上司も、部下がうつ病であることに疑いを持たず、うつ病になっても不思議ではない状況だったことを理解しており、部下への深い同情が示されていました。

「元上司への怒り」が「部下への理解と同情」につながるというのは自然な心情の流れと思われます。例えば、

〝私、会社に入ってから（上司からの）そういう仕事のプレッシャーでうつになった人っていうのは、ものすごい被害者だと思っています。…（中略）…職場、仕事のせいでそうなった人ってのは、すごくケアしないといけないと思う。〟

と語り、うつ病を患った部下を被害者と見なし、深い同情の意を述べる上司も見られました。このような「部下への理解と同情」が、第5章で説明した「状態悪化への早めの気づき」を促進していることが示唆されます。部下の性格を理解している上司は、「自分が気をつけていないと、部下はきっとまた無理をしてしまう」と感じ、自ら「積極的なコミュニケーション」を行い、何かの折につけて「目配り」を心がけていることが、上記の語りからも察することができます（図6－1）。

2　「新型うつ」の場合

「新型うつ」の部下に対する上司の心情および負担に関して、表6－2のように六つの概念が生成されました。カテゴリーのうち一つは「迷路で迷走」で、これは「部下が理解困難」「社内教育への不満」「無力感」という三つの概念で構成されています。もう一つは「部下に対する負の感情」カテゴリーで、これは「驚き・困惑」「不信・憤り」という二つの概念で構成されます。さらに、「周囲との橋渡し」という上司の

表6-2　「新型うつ」の部下に対する上司の心情および負担

カテゴリー	概念	定義
部下に対する負の感情	驚き・困惑	うつ病らしくない，部下の扱いにくい特徴を目の当たりにした上司の驚きと困惑の感情
	不信・憤り	上司が部下の身勝手な言動に対して「本当に病気だろうか」と疑う気持ちや憤りの感情
周囲との橋渡し		上司が部下と他の社員との仲を取り持とうとする行為
迷路で迷走	部下が理解困難	上司が，部下の体調や心理状態などを理解できずに混乱している状態
	社内教育への不満	社内教育の内容が実践的ではなく，不充分ではないかという上司の釈然としない思い
	無力感	部下に関して味わった挫折感から，対処する意欲と自信をなくしてしまった上司の心理状態

出所：中野（2015a）

負担を示す概念も生成されました。

部下に対する負の感情

「驚き・困惑」は，当該部下が同じ職場に復帰するのではなく「別の部署から異動」してきた場合に大きく感じられるようでした。うつ病を発症する前の部下の様子や性格を詳しく知らず，「うつ病を患った社員」という情報しか得ていなかった場合，上司は無意識にメランコリー親和型の性格を持つ社員を想像してしまうのかもしれません。

〝やっぱりなんか傾向が違うねえ。…（中略）…めいっぱい仕事してポキッと折れたのなら明らかに仕事がきっかけですって言えるけど，…（中略）…労災認定とかってそういう世界とはなんか，まったく違う次元。〟

〝なんで，あの，そういう（忙しくない）仕事で（うつに）なったのかなあ？っていうのが中々理解できなかった。〟

というように，上司は「過重労働や大変な仕事をしているわけでもないのに、部下がうつ病になった」事実に驚いたようでした。

「不信・憤り」という概念が示すのは、「上司が部下の身勝手な言動に対して『本当に病気だろうか』と疑う気持ちや憤りの感情」を指します。

〝たとえば本人がブログとかあげてるわけですよ。で、それ見るじゃないですか。それ、病人とは思えませんよね。もう楽しくやってます。ドライブとかゲームとか車。だから一瞬、本当に病気かな？っていうのは。〟

というように、部下がうつ病であるということ自体に疑いを持つ上司もいるようでした。

周囲との橋渡し

「新型うつ」の部下と周囲の社員との間には、しばしば人間関係において問題が起こり、両者の関係に溝が生まれがちであることは容易に想像できます。上司は必然的に、組織を円滑にマネジメントするために双方の間に入り人間関係における橋渡し行為を行っていることが示されました。

〝そのへんはうまく橋渡し役をしてたつもり。うん。こう、「実はああ見えるけど、こういうことを言ってたので、まあ、皆あんまり○○さんにばかり目を向けずに。」とか、その、なんて言うのかな、「人を憎むんじゃなくて、ことを憎め」って話をしたりとか。〟

というように、部下の病気や状態を他の社員に伝えたり、他の社員にアドバイスや指示を与えたりすることで社員間の仲を取り持つ行為についても語られました。上司自身も「新型うつ」の部下に対して疑いや不信

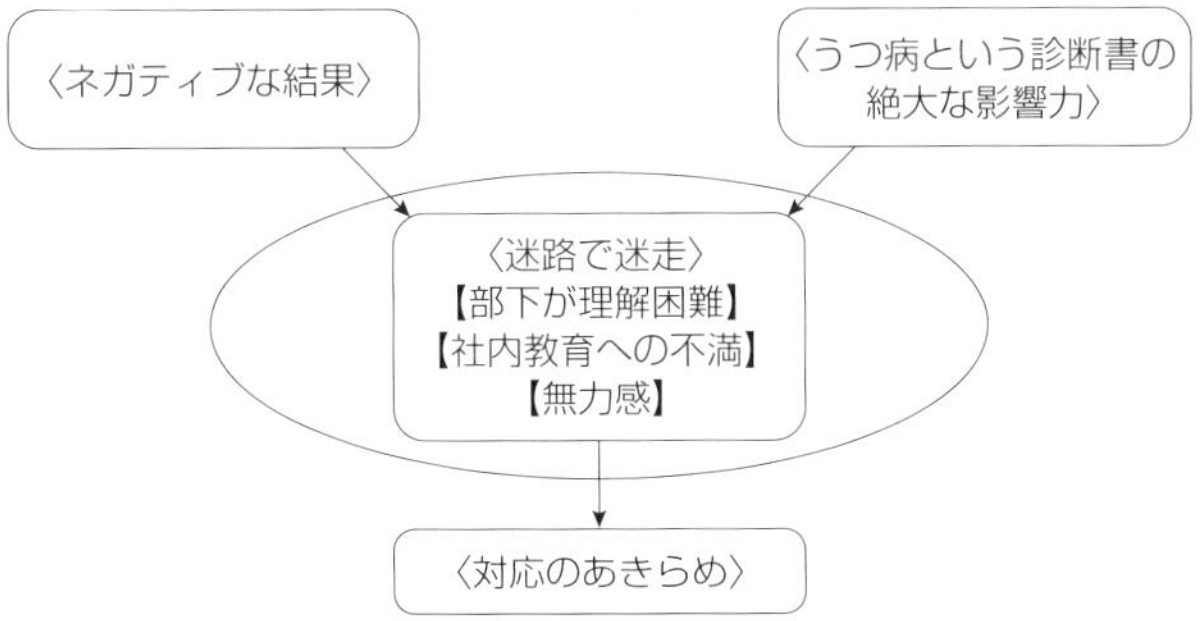

図6-2　「迷路で迷走」

感を抱きながらも、部下と他の社員との間の関係修復に努めたり、仕事が上手く進むよう橋渡ししたりするのは、大きな精神的負担になることが推測されます。

迷路で迷走

「迷路で迷走」というカテゴリーは、部下との関わり方をどうすれば良いのかわからないという、まるで出口のない迷路に迷いこんだような、接し方を見失い途方にくれた上司の心理状態を指します。第4章で述べた部下の扱いにくい特徴や、メンタルヘルス教育に沿った対応への部下のネガティブな結果に直面し、上司としては何とか対処したいと思うものの、結局は診断書の絶大な影響力によって思うような言動を取ることができない場合が多いようです。その結果として「部下が理解困難」「社内教育への不満」「無力感」という三つの概念で構成される「迷路で迷走」状態に陥ってしまう上司が少なくないようでした（図6-2）。

3　どんな上司が部下の成長支援を行うのか

うつ病を意識しすぎない

データ分析の結果、うつ病の診断書を有している部下に対して、診断

表6－3　部下の成長支援を行う上司の特徴

カテゴリー	概念	定義
うつ病を意識しすぎない		病気をあまり意識しすぎずに，部下に対して普通に接するように心がけること
正しさを実感		自分の部下に対する対応の仕方が間違ってないと実感し自信を持つこと

出所：中野（2015a）

書の影響を過度に受けずに成長支援を行う上司は，部下の「うつ病を意識しすぎない」という特徴を持つことが示されました（表6－3）。

〝うつとか何とかって，考えないようにしてる。とにかく自分の部下になったら自分の部下なんで。その人にできることをとにかく，とりあえず，やるには何がいいかっていったら，うつじゃなくて，普通の社員もよく（話を）聞かないとダメだよね。同じことなんだよ。〟

この語りのように，部下に対して成長支援を行っている上司は，部下が「うつ病」や「うつ状態」であるという診断結果ではなく，部下の性格特性や得意な業務，長所や短所などに目を向け柔軟に対処しようとしていることが示されています。そして，うつ病を患っているかどうかにかかわらず，普段から全ての部下と積極的にコミュニケーションを取るよう心がけ，部下の話をよく聞き，内面を理解するように努力しているといった語りが多く聞かれました。そして，部下の特性や言動の傾向を把握したら，それに応じて「引き出し行為」や「背中押し行為」を適宜行っていることが明らかとなっています。この「うつ病を意識しすぎない」という特徴に関しては，「普段から誰に対してもそういう対応を心がけている」という語りが多く，上司が普段から心がけている姿勢であることが伺えます。しかしなかには第4章で説明したように，うつ病に関する教育で習ったことを実行したがうまくいかずネガティブな結果が返ってきたため，対応を切り替え

たという上司も見られました。また、

〝性格的にそんな細かいことにこだわるんですか？とかね。「そんなことどうでもいいじゃん」と僕は思うんだけどね。そこにこだわるみたいなのはあるよ。それはあるけども、それは普通の人でもそうかもしれない。例えば、ものすごくキレイにしなきゃ気がすまない人と、ぐちゃぐちゃでもいい人といる。それとあまり変わらないのかもしれない。〟

というように、成長支援を行っている上司は部下に対するネガティブな発言が少なく、むしろ「世の中色々な性格の人がいる」というように、部下の言動を大らかに理解し、個人の考え方の多様性を受容しているのが印象的でした。部下に対して陰性感情（ネガティブな感情）を持たず、「うつ病」という事実をあまり意識せず、部下との関係をきちんと構築しようという姿勢が、自然と「引き出し行為」や「背中押し行為」につながるのかもしれません。

正しさを実感

「上司による成長支援」を行った上司は、第4章で説明した「ポジティブな効果」を感じ、自分の対応の「正しさを実感」するようになることが示されています。

〝今まで少しの我慢ができなかった人が少しは我慢してくれるようになるとかね、そういう傾向はあったような気がする。〟

このように、成長支援を行った結果、部下の状態にポジティブな効果を見た上司は、「自分の対応は間違っていなかった」と確信できます。そして、「正しさを実感」したことにより、「上司による成長支援」がさらに促進される好循環が形成されていると見ることができます。

4　「新型うつ」と従来型のうつ病に共通する上司の負担

仕事を手配する

部下のうつ病が従来型であろうと「新型うつ」の状態であろうと、上司は異動または復帰してきた部下のために負荷を下げた仕事を用意し、部下が作業しやすいように環境を整える必要があります。しかし、負荷を下げた適度な量と質の仕事を継続的に見つけてくるのは、上司にとって容易でないことが明らかとなっています（表6‐4）。

〝会社的にはなかなか、チームじゃない仕事、オフラインの仕事って、そういう仕事って少ないから、難しいけどね。〟

という語りが示すように、ほとんどの企業における仕事とは他者との連携を伴うものであり、他者との関わりを必要としない単独の仕事というのはそう多くは存在しません。また、ある時期には仕事があるけれど、ある時期にはなくなってしまうというように波があるため、部下のために一定量の仕事を常に用意するのは想像以上に困難なことが語られました。よって、部署内だけで完結する仕事ではなく、他の部署からデータを受け取るなど、他部署に協力してもらうことも多々あるようです。その場合、上司はその部署とのやりとりにも気を遣わなくてはなりません。関連部署で働く社員に業務のやり方の説明、見学、指導などを依頼す

表６－４　「新型うつ」と従来型のうつ病に共通する上司の負担

カテゴリー	概念	定義
仕事を手配する		部下のために簡単な一人でできる仕事を探してあげる大変さ

出所：中野（2015a）

るなど何かと協力してもらうことも多く、

〝一つの工数（時間と人）のために五つの工数を割くこともある〞

との語りもありました。

〝現場を見せて説明したり。工数がかかるじゃないですか。あれがね…（中略）…ちょっと感じたのがね、そうやってもらえるのが当たり前、的なところがあって。…（中略）…それって大変な工数を払ってて。もう少し、あの、やってくれた人への感謝とかね、あの、リスペクトがね、表に出ても良いようなときもね、そうでないような時がありましたね。〞

というように、「新型うつ」の部下の場合、「仕事を手配する」という上司の苦労を理解せず、〝やってもらって当たり前〞という「他者配慮のなさ」が目立つことも多いようです。結果として、上司の精神的負担がさらに高まることも多々あるようでした。しかも、上司が管理職の仕事に就いている場合は、うつ病の部下の面倒だけでなく、組織のマネジメントもしなければならない立場です。その時間や手間など物理的・精神的負担はさらに大きいことが推測できます。

このように、「仕事を手配する」というのは、部下のうつ病が「新型うつ」であろうと従来型のうつ病であろうと、上司にとって共通する大きな負担ですが、「これも自分の仕事だから」といった語りが多く聞かれ、そのこと自体に不満を感じている上司は少ないようです。ただ、せっかく探してきた仕事に対して、部下が「自分のやりたい仕事ではない」「やりがいがない」などと不平不満を言う場合に、上司はやりきれなさを強く感じるようでした。一方で従来型のうつ病を患う部下の場合は、

〝もう、「すみません、すみません。」って感じの人ですよ。そんなに（謝罪しなくても）いいからって。〟

というように、周囲の社員や上司に対する「申し訳ない」という気持ちが上司に伝わる場合が多く、そのぶん、上司はネガティブな気持ちを持ちにくいようでした。

5　第6章のまとめ

図6-3は、第4章と第5章の結果図（図4-2、図5-1）に、第6章の分析結果である「上司の心情および負担」を付け加えたものです。

「新型うつ」の特徴を有する部下の場合

図の左側の部分は「新型うつ」の場合の流れを示しています。「新型うつ」の部下を持った場合、上司の心情や物理的・精神的負担は、従来型うつ病の部下を持った場合よりも、かなりネガティブで厳しいことが明らかとなりました。例えば、「部下の扱いにくい特徴」即ち「くじけやすさ」「神経の過敏性」「現実の直視困難」「仕事以外は元気」「周りを責める」「モチベーションの低さ」「他者配慮のなさ」が、一般的にイメ

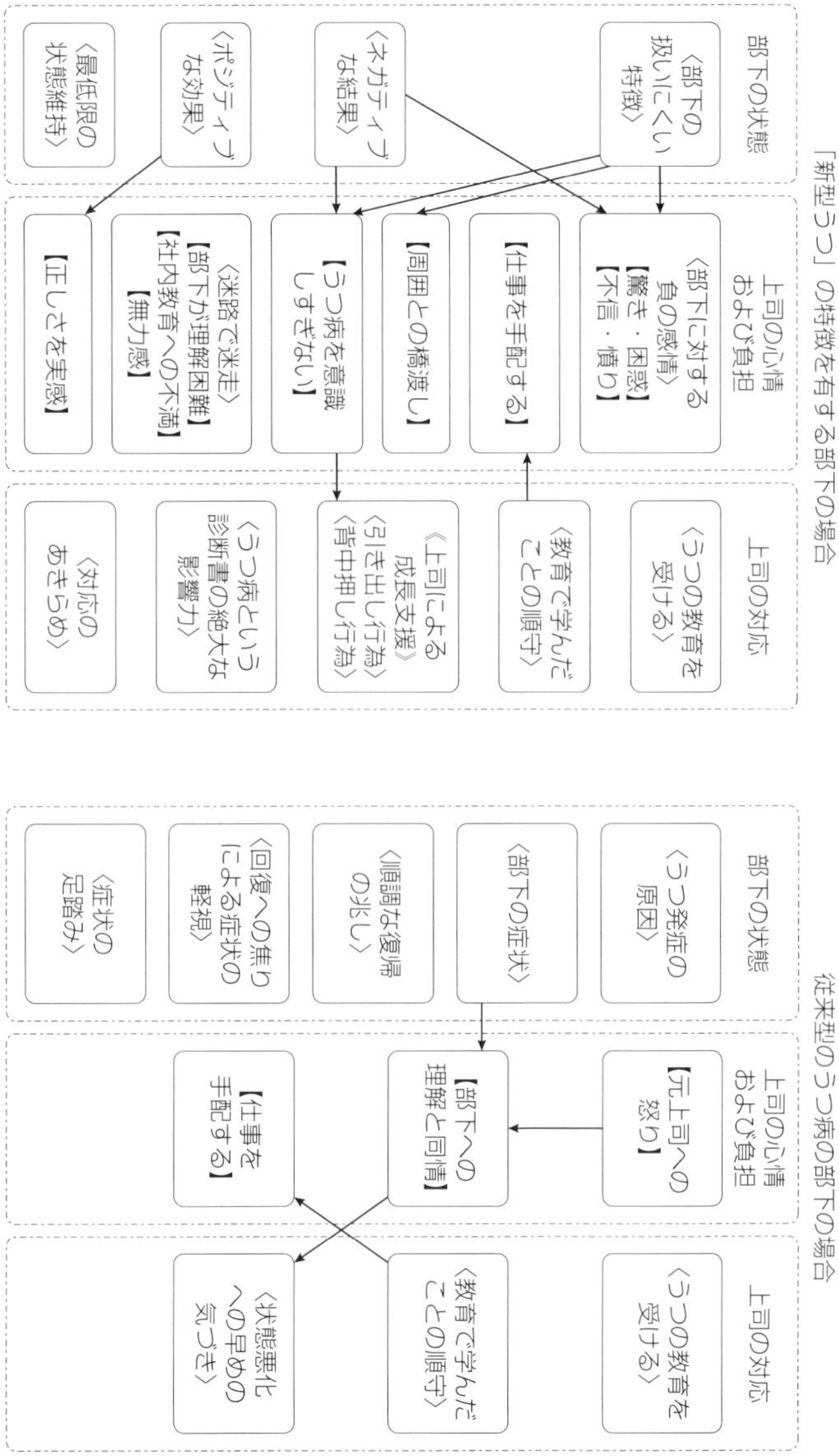

図6-3　「新型うつ」と「従来型のうつ病」での上司の心情と負担の比較

出所：中野（2015a）

ージする「うつ病」の特性と異なるため、上司は「この部下は本当にうつ病なのだろうか？」と「驚き・困惑」「不信・憤り」を持つ傾向にありました。そして「教育で学んだことの順守」を行っても当該部下の状態は改善せず、上司は自分の対応に自信を失い「迷路で迷走」しているかのような状態に陥ることが多いことが示されました。「迷路で迷走」は、「部下が理解困難」「社内教育への不満」「無力感」で構成されます。結果的に上司は、「専門家頼み」と「予防の重要性を認識」から成る「対応のあきらめ」に至る傾向にありました。また、他責傾向が強く他者配慮に欠ける「新型うつ」の特徴を有する部下は対人トラブルを起こしやすく、上司は当該部下と周囲の社員たちとの仲を取り持つ「周囲との橋渡し」の役割を負う傾向にありました。上司自身も「本当にうつ病なのか？」と疑念を抱きながらも、当該部下を弁護したり、他の社員たちをなだめたりするのは大きな心理的負担であることが示唆されます。

一方で、「新型うつ」の部下に対して「引き出し行為」と「背中押し行為」からなる「上司による成長支援」を行う上司は、「部下がうつ病であることをあまり意識しない」傾向にあることが示されました。上司が必要以上に部下の「うつ病」に囚われず、部下の性格や言動傾向などに合わせ柔軟に対応することが、結果的に成長支援につながる可能性が示唆されます。成長支援を行い、それがうまくいった上司は「正しさを実感」し、それにより成長支援がさらに促進される好循環の形成が考えられました。

ラインによるケア（厚生労働省、二〇〇六）の責任を負う管理監督者である上司にとって、「うつ」の診断書を持つ部下が「うつ」であることを意識しすぎない、というのは、簡単ではないことが推察できます。調査協力者のなかには、「教育で学んだことの順守」が効果的でなかったため、「うつ病を意識しすぎない」ように切り替えた上司も存在しました。ただ、「迷路で迷走」状態に陥ると、ほとんどの上司は「対応のあきらめ」に至ることが示されています。

従来型のうつ病の部下の場合

図の右側部分は、第5章の従来型のうつ病についての結果図（図5-1）に「上司の心情および負担」を加えたものです。

上司は従来型のうつ病を患う部下に対し、ネガティブな感情を持つことがあまりなく、むしろ同情的であることが示されました。また本研究の結果によると、上司の精神的負担やストレスは「新型うつ」の場合よりも少ないことが示唆されました。第5章の研究結果によると、従来型のうつ病の「うつ発症の原因」は、「仕事の大変さ」「頑張り過ぎ」「元上司からの圧力」のいずれか、あるいは複数が関わっていました。当該部下は本来仕事熱心で、責任ある仕事を任されていたケースが多いようです。上司のほとんどは、部下の発症原因や経緯を知っており、多くは当初から「部下への理解と同情」を抱いていました。従って、部下に対する「プレッシャーを与えない」「負荷を下げた仕事」などの「教育で学んだことの順守」は上司にとって納得できる対応であったことが伺えます。従来型のうつ病を患う部下の多くは真面目で、少なくとも上司の目には、仕事の負荷の軽減に甘えて怠けているようには見えません。よって、「なぜ頑張れと言ってはいけないのだろう」という疑問も生じないと思われます。さらに、「部下への理解と同情」が「状態悪化への早めの気づき」を促進する、つまり部下への理解や同情の気持ちから、上司が自然に「積極的なコミュニケーション」や「目配り」を部下に対して行うようになるとも考えられます。

「新型うつ」とメランコリー親和型である従来型のうつ病を比較すると、上司の心情やストレスのレベルには明らかな違いがある一方、「仕事を手配する」は共通の負担であることが示されました。日常業務をこなしながら組織のマネジメントを行い、さらに「うつ病」の部下のために負荷を下げた単独でできる仕事を用意するのは、上司にとって大きな物理的・精神的負担であることが示唆されています。

第Ⅲ部

「新型うつ」を理解する

第Ⅱ部では、上司の語りから得られたデータをもとに、上司という他者の視点から企業における「新型うつ」を理解しようと試みてきました。つまり、上司が見ることのできる「企業内の行動」のみに焦点を当てたものであり、「新型うつ」の一側面のみを明らかにしようと試みたものです。

しかしもちろん、上司から見た状況理解が、的確で客観的とは限りません。むしろその状況に巻き込まれた当事者として、偏った見方をしている可能性もあるでしょう。上司の視点のみで「新型うつ」の社員や職場の状況を理解するというのは、むしろ一方の当事者の視点のみで「新型うつ」を理解してしまう恐れがあると言えます。

第Ⅲ部の第7章では、「新型うつ」の特徴を有する社員本人の語りや、同僚や産業医など、様々な立場にある関係者の視点による情報を得ることを目指しました。そして、「新型うつ」の社員が働く職場からある程度距離を置いた場所で、中立的な立場で職場関係者から話を聴く役割を担っている産業保健師や看護師を研究対象としました。企業における「新型うつ」の実態をより多面的に把握することで、産業領域において適切な予防と対策を検討する一助になることが期待できます。

第8章と第9章では、先行研究やこれまでおこなってきた研究を基に作成した、「新型うつ」の傾向をチェックする項目を紹介します。第8章では、自分自身の「新型うつ」の傾向をチェックする項目、第9章では、他者の「新型うつ」傾向をチェックする項目を紹介します。もちろん、これらの項目に該当するからといって無条件に〝「新型うつ」の傾向が強い〟と主張することはできませんが、「新型うつ」の状態の特徴を理解する参考になればと思います。

第7章　「新型うつ」はどのように症状を発現させるか

「新型うつ」がどのようなものであるかを理解するには、「新型うつ」を患った当事者本人の話を直接、なるべく多く聴くことが一番だと思います。ただそうはいっても、自分が「新型うつ」だと自覚して申告する人はほとんどいないでしょう。ほとんどの事例は、本人は「自分は（従来型の）うつ病だ」と思っており、周囲の人々が「あの人は本当にうつ病なのか？」と思っているパターンです。よって、社員本人から〝「新型うつ」当事者として〟の話を直接聴くのは非常に難しいと思われます。そこで、第7章で紹介する研究では当事者の代わりに、〝当事者本人の語りを直接聞いた、利害関係のない第三者〟から話を聴いています。具体的には、「新型うつ」の社員を含めた複数の関係者から中立的な立場で話を聴いた、産業保健師や産業看護師を対象とし、社員がどのように「新型うつ」の状態に至るのか、そのプロセスを明らかにすることを目的とした調査研究をおこないました。

第7章でご紹介する研究のインタビュー調査における調査協力者は、従業員数一万人を超えるB社あるいはその関連企業に勤務する、保健師または看護師一〇名（年齢は二〇代〜六〇代）でした。対象企業の健康管理部門はメンタルヘルスに対する意識が高く、定期的に勉強会を開くなど、積極的に知識を高める努力を行っていました。調査協力者の方々は全員そういった勉強会に出席されているメンバーであり、メンタルヘルスに関する知識や経験が豊富なのが印象的でした。

研究における調査対象者の選定条件は、「新型うつ」の特徴を有する社員が抱える問題について、本人および職場の関係者と面接を行った経験を有することでした。そして「新型うつ」の特徴を有する社員およびその上司や周囲の社員などから、当該社員の「職場におけるうつ状態」のきっかけや経緯などについて十分な情報を得ている調査協力者を本研究の対象としました。

この研究では調査協力者を職種や業務の特徴により四つのグループに分けて行っています。ステップ1では第一グループからインタビュー調査により情報を得てデータ分析を行いました。ステップ2では第二グループ、ステップ3では第三グループというふうに、グループごとに順番に、段階的に情報収集と分析をしています。データ分析の手法には、グラウンデッド・セオリー・アプローチ（GTA）[1]を用いました。なお、面接の際は、研究者の思い込みや先入観が入り込まないように、質問が誘導的にならないように配慮しました。私は研究者として客観的立場を取り、調査協力者の視点を内的他者として設定することはしませんでした。また、得られた情報は平等に扱い、特定の語りを多くあるいは少なく聴取することはしないよう配慮しています。カテゴリー生成時は、対極例があるかについても検討し、視点が偏らないように意識しながら分析を行いました。

1　「新型うつ」になる社員の特徴

表7－1は、「本来の特徴」と「症状や問題に対する態度の特徴」という二つのカテゴリーグループを説

表7-1 「新型うつ」になる社員の特徴

カテゴリーグループ	カテゴリー	サブカテゴリー	発言例
本来の特徴	潜在的優秀さ	基本的能力の高さ	やっぱりスキルが高いぶんね。確かにね，すぐやるんですって。できるんですって。
		学歴の高さ	高学歴のかただったんですね。高学歴のかたで。なんかご自身はたぶん自信があるんですね。
	社会人としての未熟さ	コミュニケーションの偏り	確かにコミュニケーションが苦手で，非常に仕事に対してストレスがあるとかっていう話はしていた。
		基本的マナー未習得	ただ，あれですよね。基本的なことって，社会人としてのマナーとか，そのへんはやはり，今の若い子だなっていうのを非常に感じますよね。
症状や問題に対する態度の特徴	他罰傾向	相手を拒絶	もう100%なんですよね。自分を認めるか，ちょっとでも「えー」ってなると，「あの人は嫌い」みたいな形で。
		責任転嫁	だけど，そのリーダーになれない原因を，自分じゃなくって，その，周りの評価体制が悪いとか。
		仕事に対する不満	業務のあいまいっていうか，業務上の環境があまり良くない積み重ねのなかで具合が悪くなってきた，と（言っている）。
		第三者への攻撃	ときどき電話で状況の確認をすると，非常に攻撃的な言動があったり。
	問題からの回避	現実直視の拒否	ちょっと突かれてほしくないところを提示されると，もう乱暴な言葉づかいになったり。
		別業務の希望	直近では，本人は，他の仕事希望だと。
		休職の繰り返し	で，休職したり復職したりを繰り返してて。
		職場限定の「うつ」	気分がずーっと沈みっぱなしで。この部屋にいると沈んでて，ここから一歩出ると，もう明るいんです。明るいっていうか…。
		責任感のなさ	できれば避けて避けて，自然に良くなっていくっていうことを，ずっと考えてたんじゃないかな，と思いますけど。

出所：中野（2016a）

（1） グラウンデッド・セオリー・アプローチについては補章をご覧ください。

明したものです。第4章～第6章で使用した手法M-GTAでは「概念」を作成し、「概念」のまとまりが「カテゴリー」でした。本章で使用したGTAでは、「概念」ではなく「カテゴリー」、「カテゴリー」のまとまりが「カテゴリーグループ」となります。

本来の特徴

「新型うつ」の症状が見られるようになる前の、当該社員の「本来の特徴」としては、

〝仕事するからには何時から何時までやって、どうして、規律を守れっていうんではないんですけど、ある程度の、そういう部分をきちんと整理してやらなきゃいけないんじゃないかな〟

といった語りが複数得られました。社会人なら当然であるはずの振る舞いができていない印象が強いようです。そこで「基本的マナー未習得」というサブカテゴリーが生成されました。

「コミュニケーションの偏り」では、

〝ずっと（人と）ぶつかってきたんじゃないかな。行く先々でぶつかって、生きづらいだろうなっていう印象ですかね。〟

といった語りのように、本来の性格傾向として他罰的で攻撃的なコミュニケーションの方法を用いるタイプがみられました。逆にその反対に、

〝気を遣ってるというか。大人しくて。気を遣われるようなかたではあるかと思いますね。〟

というように、人に気を遣い、非常に人の目を気にしたコミュニケーションをする人も両方見られるようでした。

症状や問題に対する態度の特徴

「新型うつ」発症後の症状や、問題に対する態度としては、「他罰傾向」と「問題からの回避」が大きな特徴となっていることが明らかとなりました。これについては、ディスチミア親和型うつ病（樽味・神庭、二〇〇五）の症候学的特徴の一部として〝回避と他罰的感情（他者への非難）〟が挙げられていることから（第2章参照）、先行研究を裏付ける結果になっています。

「他罰傾向」は、「相手を拒絶」「責任転嫁」「仕事に対する不満」「第三者への攻撃」という四つのサブカテゴリーで構成されています。そのなかの「相手を拒絶」は、対人関係でトラブルとなった相手の言動は全て受け入れられず、一〇〇％否定するという極端な態度を指します。それも、その相手を最初から拒絶していたわけではなく、

〝白か黒かっていうの？ね。一〇〇％好きから一〇〇％嫌いにコロっと変わっちゃうんですよ。〟

という語りが示すように、何かをきっかけに他者に対する評価が真逆に変わってしまうケースもあるようでした。境界性パーソナリティ障害の診断基準のなかには「理想化とこき下ろしとの両極端を揺れ動くことによって特徴づけられる、不安定で激しい対人関係の様式」という項目があります。「相手を拒絶」に見られる特徴は、これほど激しくはないものの、対人関係が不安定であるということは共通しているようです。

「責任転嫁」は、仕事のミスを他者のせいにするというよりは、

〝あの指導者がいなかったら、あの人でなかったら、私はこんな目に合わなかったとか。休職中もそうですけど、○○さんさえ私の担当じゃなかったら、私は休職して人生の道を外すことはなかったって。〟

というように、「うつ」状態におちいった社員が、自分の症状や休職の原因をすべて他者のせいにするというエピソードが多く語られました。

また、「第三者への攻撃」として、産業保健師・看護師や人事の人たちに対する攻撃的な発言についても語られました。たとえば以下のような語りです。

〝話し方がね、全て「紋きり調」なんですよね。「こういうの、どう思う?」って聞いても、「じゃ、どうしろって言うんですか」「これ出来ないってことですよね」とか。「こういうのどう?」って聞いてるのに、本人は「責められてる」と思っている。「そんなこと言ったって、私にどうしろって言うんですか」とか「辞めろって言うんですか」とか。そんなことは決して言ってないのに。「じゃあ私がいなくなればいいんですね。」とか。語尾がずっとそんな感じなんですよね。〟

そのほか、今回の研究の焦点からは外していますが、経済的な理由とキャリアを求める気持ちから「復職を希望する傾向」も複数語られました。キャリアを求めるといっても、仕事を頑張ってバリバリ働いて出世を目指したいから復職を希望する、といったものではなく、

〝仕事について、一年で辞めてしまうと、次の仕事を探すのにかなり不利だからっていうので〟

という発言に代表されるように、現実的かつ合理的な理由で会社を辞めたがらない人が多いようでした。

2　小さな傷つき体験の蓄積

既に説明したように、「新型うつ」の状態になる社員は、もともとの学力や技能は高いけれど、その一方で社会人として未熟な面を併せ持っているようです。そのような社員が会社で働き続けるうちに、以下のような特徴が見られるようになることが示されました。

業務態度や対人関係の特徴

「新型うつ」の状態になる前の、仕事をするうえでの業務態度や対人関係の特徴として、「打たれ弱さ」「柔軟性不足」「自己愛」「評価への過敏さ」という四つのカテゴリーが生成されました（表7-2）。

「打たれ弱さ」については、他者と比較されることに過度に敏感であるという「周囲との比較」や、営業目標や仕事の締め切りなどを非常に大きな苦痛として感じる「プレッシャーの恐怖」、上司や同僚が何気なく言った言葉などに過度に傷つく「些細な事での傷つき」などが語られています。他の人ならそれほど傷ついたり落ち込んだり不安になったりしないであろう事柄でも、当該社員にとっては明確な傷つき体験として受け止められることが語りによって示されています。

「打たれ弱さ」の一方で、「新型うつ」になる社員の傾向として、自分に対する他者評価の低さに不満を抱えていたり、他の社員への対抗意識があったり、もっと自分を称賛してほしいといった承認の欲求を強く持っていることが明らかになりました。これは「評価への過敏さ」というカテゴリーにまとめました。

表7－2　小さな傷つき体験の蓄積の要因となる，業務態度や対人関係の特徴

カテゴリーグループ	カテゴリー	サブカテゴリー	発言例
業務態度や対人関係の特徴	打たれ弱さ	プレッシャーの恐怖	○○担当になって，数字に追われて精神的につらい。
		周囲との比較	他の人は成績が上がって，自分は上がらないっていうことに関しては，本人にとっては辛かったと思うんですね。
		些細な事での傷つき	そういう間違えた時に注意したときの言い方がそんなに激しくなかったと思うんですけど。
	柔軟性不足	理不尽の不寛容	きっちりと。それが，理屈に合ってないことは「おかしい」。
		他者への決めつけ	「この人は言ってもわからない」って言ってる。「言ってもわからない人だ，理解してくれない人だ」って言ってる。
		ネガティブな解釈	周りの人は冗談で色々声をかけてるんだけど，それをバカにされてるっていうふうに取るっていう感じ。
	評価への過敏さ	評価への不満	その，人事評価で思ったような評価を得られなかったこと自体がストレスになるって感じですかね。
		対抗意識	上に行ってる人が年下だったり，先にステップアップしてる人がいると，やっぱりそれが面白くない。
		称賛の要求	本来は能力があると。「仕事だけ変えてもらえれば，ちゃんと仕事ができる人なんじゃん○○さんて。」っていうのを。
	自己愛	反省のなさ	なにかあったときに，だから，自分も悪かったかなっていう考え方ができない。
		自己の過大評価	（OJT のチェック表で）自己評価はすごく良いんですよ。バツは一個もないんですよ。
		弱さの開示困難	あの，「メールとかで愚痴る友達いないの？」って聞くと，「友達はいるけどね」みたいな。やっぱり，弱みになる。
		自己中心	自分のやりたいことを優先するっていうかな。そいで，どんどん仕事溜まっていくっていうか。

出所：中野（2016a）

また、「自己愛」というカテゴリーでは、自分の実力を過度に高く評価する傾向にあったり（自己の過大評価）、自分がやりたい仕事しかやろうとしなかったり、人間関係において公私の区別をつけられなかったりといった特徴（自己中心）も語られました。仕事上で何かミスがあっても他者のせいにしたり言い訳をしたりして謝罪の言葉がない（反省のなさ）、困っていても援助要請できない、弱みを見せたがらない（弱さの開示困難）といった面も認識されているようです。これらのカテゴリーからは、当該社員のプライドの高さが伺えます。また、自己の過大評価は誇大型の自己愛を連想させるものですが、これは傷つきに対する防衛である可能性も考えられます。「新型うつ」の状態は、人の目や評価を気にする過敏型の自己愛と打たれ弱さを併せもっていることが大きな特徴と言えるかもしれません。

学生時代に学業成績が優秀であれば、他者から褒められ称賛される機会も多く、それが様々なことに対するモチベーションになっていた可能性もあるでしょう。しかし企業に就職して社会人になれば、中間試験や学期末試験があるわけでもなく、すべての仕事に公平で明確な評価点が付くわけでもありません。仕事をきちんとしても評価されるとは限らないのが現実です。そういったあいまいな状況で自己のプライドを保つのは思いの他難しいことと言えるかもしれません。そもそも、社会人になって間もない場合は、自己に対する漠然とした自信があったとしても、仕事で実際の成功体験がなければ、その自信は簡単に揺らいでしまうでしょう。些細なことで大きく挫折感を味わったり、自信を無くしたり、その反面で自分はもっとできるはず、もっと認められるべきだ、といった思いを抱え、両価的な気持ちの間で揺れ動いても不思議ではないと思われます。

「柔軟性不足」については、

〝自分でストーリー立てじゃないけど、こう思いこんじゃって、あまり周りを見てないし、事実確認もしないなあっていう印象はあるんですよね。〟

のように、他者に対して「あの人はああいう人だから、こうに違いない」などのように「他者への決めつけ」や、他者の発言を全てネガティブに受け止める「ネガティブな解釈」や、

〝筋は通したい人なのかなと思って。きっちりと。それが、理屈に合ってないことは「おかしい」。〟

というように、不公平や他者の理不尽な言動は、たとえ僅かでも許せないといった思考の固さに代表される「理不尽の不寛容」サブカテゴリーが生成されました。今の日本の学校教育では「皆、平等であるべき」という考えが徹底しているように感じます。素晴らしいことだと思いますが、就職して社会に出てみると、否応なしに世の中は全く平等でないと実感させられることになります。同じ能力を持った人が同じように評価され出世できるわけではありませんし、同じくらいの額のお給料をもらっていても、非常に忙しくて人間関係も大変な職場があれば、それほど忙しくなく、のんびり和気あいあいといった雰囲気の職場もあります。学生時代のように勉強すれば、良い成績を取れれば、必ず評価されると決まっているわけではありません。「理不尽に対する寛容さ」という意味では、例えば学生時代に厳しい部活で先輩から理不尽な扱いを受けるなど、「世の中にはままならぬことが多いものだ」ということを肌で感じる経験をした人は、良い意味での「諦め」や「悟り」を身につけているのかもしれません。一方で、何事も絶対に諦められなかったり、融通が全く利かなかったり、自分が思う正義（正義も人それぞれ違うものです）を絶対無二だと信じてしまったりすると苦しいかもしれません。

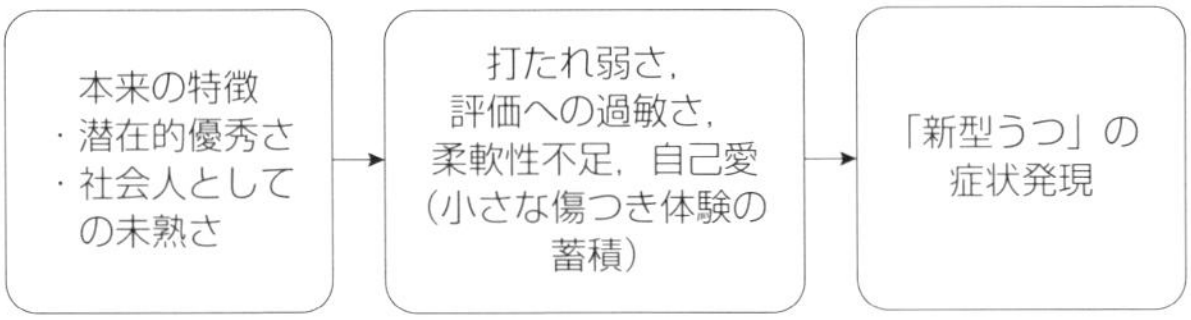

図7－1　「新型うつ」に至る流れ

「新型うつ」発症の経緯

これまでの「新型うつ」発症の経緯を図にすると、その発症プロセスは、「本来の特徴」として当該社員の元々の性格の特徴があり、職場における「小さな傷つきの蓄積」を経て「「新型うつ」発症後の特性」に至ることがわかります（図7－1）。

「新型うつ」の症状としては、不眠、気分の落ち込み、頭痛や腰痛、腹痛、ネガティブなことを繰り返し考え続けてしまうこと（反すう）などが挙げられました。これらの症状は従来型であるメランコリー親和型うつ病の症状と矛盾しませんが、「新型うつ」の特徴を有する社員には、うつ症状が重症ではない、という特徴が示されています。つまり、医師が「うつ病」ではなく「うつ状態」であるとの診断を下したり、勤務時間外は非常に元気でエネルギッシュな様子が見られたりする特徴が語られました。うつが軽症であるなら、「小さな傷つきの蓄積」の発生現場である職場から離れたとたんに元気が出ることは十分に考えられます。本人にとっては自然な反応なのですが、周囲の目にはそれが怠けや甘えに映るのかもしれません。

3　環境による影響

データ分析を続けるうちに、会社側の「環境による影響」も大きいことが明らかになってきました（表7－3）。

〝会社側に余裕があれば、少し育てることもできたんですが、今もう企業も厳しいので。そういう若い子たちを受け入れてるんだっていう。ま、企業側もそれなりの、（自覚を）持たなくちゃいけない。〟

といった「会社の余裕のなさ」について多くの語りが得られています。

「新型うつ」の社員が、本研究の調査協力者である産業保健師や看護師に訴えた内容として、職場での態度を注意されたり顧客からのクレームがあったり上司に仕事の相談をしたりしたときに、「わかってくれない人だと思った」など、〝理解してもらえない体験〟が多く語られています。「環境による影響」と名付けたカテゴリーグループは、「会社の余裕のなさ」と「会社側の対応」という二つのカテゴリーに分割されます。

独立行政法人労働政策研究・研修機構（二〇一六）の調査によると、三〇人以上規模の二四〇六社のうち、五二・一％の企業が人材（人手）不足を生じていました。そして、人材（人手）不足が職場に何らかの影響を及ぼしているとする企業は九割を超えています。その内容（複数回答）は、「時間外労働の増加や休暇取得数の減少」が約七割、次いで「従業員間の人間関係や職場の雰囲気の悪化」「教育訓練や能力開発機会の減少」「従業員の労働意欲の低下」「離職の増加」などが挙がっています。調査結果によると、人材（人手）不足を生じている七割以上の企業が、いっそうの深刻化や慢性的な継続を予想しているということです。

本研究では「会社の余裕のなさ」として、

〝人材育成の余裕はないと思います。現象がはっきりしていれば、たとえば連絡をいただいたり、現場を捉えたりしたら周りの者がアドバイスすると思うんですけど。あんまりこう、たっぷり時間が取れるってことは（ありません）。体制的には、いつも人不足で。…（中略）…たっぷり教育の時間をと

表7-3 「環境による影響」に関するカテゴリー

カテゴリーグループ	カテゴリー	サブカテゴリー	発言例
環境による影響	会社の余裕のなさ	不十分な育成制度	で，会社側も，ひとり採用したらそういう育てる余裕がなくなってきてて。
		厳しいノルマ	割とシビアにね，あの。「で，何人増えたんですか」みたいな。そういう形が段々詰められるみたいな形になっていって。
		トップダウンの雰囲気	マネジメントというか上下関係というか，だんだんトップダウン的になってきてるんで。あの，「これはどうかな」と思いながら意見を言えないみたいな感じはあるから。
		部下への理解不足	休みたいって言ってるわけじゃないのに，話をちゃんと聞かないで「休めば」ってただ言ってくる。
		上司の指導力不足	上司からもこう，明確にきちんとこう，「あなたはこうだから」っていうことはなかったので。ずっとこう埋まらずに行く形が続いてたようで。
	会社側の対応	対処法の模索	対応に，なんか，こうすれば，こうなるっていうのが，あまりよくわからない。どういう風に対応していけばいいのかとか，やっぱり，その人への対応で，それがうまくできるかなっていうのは，はい。
		腫れ物対応	すごくもう，なんていうの，すごく大事に大事に，腫れ物に触るように復帰させたもんですから。
	相談困難		本当に耐えられなければ，そこで言ってくれ。そういうのも，活用しないで，完璧にガマンして具合悪くなっちゃうみたいなのはありますよね。

出所：中野（2016a）

るとか、様子が変だなって気付くゆとりというのが、ないかもしれませんね。〟

という語りに代表される「不十分な育成制度」などが挙げられています。

上司の問題としては、

〝そこの上司がもっと甘かったんですよ。もっと「ことなかれ」で。なんか勝手に「うつ」だと思って、腫れ物に触るみたいに全然指導しないから、本当にうつみたいになっちゃって。〟

のように、部下に対して腫れ物に触るかのような対応をしたり、部下の話をろくに聞こうとしなかったり、

〝私の印象だと、まあ、普通だったら少しね、指導的にやると思うんですけど。あの、言っても無理だろうからって、もうあきらめて放任してたかな、という感じがしますよね。〟

というように、上司が指導者として何も対応しようとしなかったという「上司の指導力不足」について語られました。また、

〝率直的に「自分はこう思う」って言える環境では（ないです）。だんだん、良くないことなんだけど、マネジメントというか上下関係というか、だんだんトップダウン的になってきてるんで。あの、「これはどうかな」と思いながら意見を言えないみたいな感じはあるから。率直に、それは、あの、「こうだと思います」みたいに言える状況ではなくなってきてますよね。〟

というように、昔の社風と比べると現在の職場は思ったことを率直に話せる雰囲気ではないという語りも得

られています（トップダウンの雰囲気）。

「会社側の対応」カテゴリーには「新型うつ」の社員の顔色を伺うように接してしまうという「腫れ物対応」と、

〝すごく対応に、なんか、こうすればこうなるっていうのが、あまりよくわからない事例だったので。これからも復帰したときに、じゃあ復帰しました、あの、どういう風に、またご本人から訴えがあったときに、対応していけばいいのかとか、そういう人たちを抱えてる職場としても、やっぱりいろんな、こう、不安なこととか、その人への対応で、考慮しなくちゃいけないこととか色々あると思うので。〟

という語りが示すように、上司も産業保健師たちも「新型うつ」の社員に対してどう接すれば良いのかわからず模索している状態を指す「対処法の模索」が含まれます。「業務態度や対人関係の特徴」として挙げられた「打たれ弱さ」「評価への過敏さ」「柔軟性不足」「自己愛」という四つの特徴のために小さな傷つき体験が蓄積されていき、ついに「新型うつ」の特徴が発現するまでの間には、対人摩擦も数多く介在していることが認識されました。やはり「新型うつ」について考えるには対人関係トラブルを避けて通れないようです。

4　「新型うつ」の予防に大切なこと

相談しやすい雰囲気づくり

「自己愛」カテゴリーのなかに含まれる「弱さの開示困難」という特徴のために、当該社員は他者に問題や悩みについて相談するのが難しいことが示唆されました。たとえ友人であっても、自分の弱い部分をさらけ出して相談するというのは、高いプライドや高い自己理想像を持っている社員にとっては難しいようです。また、「会社の余裕のなさ」で示されたように、会社側も社員の問題に気づいて相談に乗る余裕がない場合が多いようです。このような「相談困難」に陥る事態を避けるために、上司が部下に対する目配りを忘れず、部下が相談しやすい雰囲気作りに気を配り、部下の話を聴くときは傾聴の姿勢を忘れないことが大切だと示されています。ただ、第6章で示されたように、「うつ」を患う部下を持つ上司の心理的および物理的負担はかなり大変なものです。上司自身のケアも忘れないよう、全社レベルで組織として支援する仕組みを作っておくことが望ましいと思われます。

公益財団法人日本生産性本部（二〇一二）が行った「メンタルヘルスの取り組み」に関する企業アンケート結果によると、「職場に人を育てる余裕がなくなってきている」と回答した企業の割合は七六・一％で、「管理職の目が一人一人に届きにくくなってきている」と回答した企業は六九・七％、「仕事の全体像や意味を考える余裕が職場になくなってきている」は六八・三％といずれも高い割合になっています。日本生産性本部は、「健康で活き活きした職場づくりのために、いわば企業の『土壌改善』にあたる一次予防を継続して行っていくことが非常に重要である。」とコメントしています。本研究の結果は、このアンケート調査結果を支持するものとなっています。部下に目を配る余裕を持てるよう上司を支援したり、社内の心理職に気軽に相談したりできる仕組みを社内に確立する必要性が示唆されます。これは決して「新型うつ」対策のためにのみ必要なことではありません。社員のメンタルヘルス向上のために、活き活きした職場づくりのために必要な対策であると考えられます。

表７－４　「内省の特徴」に関するカテゴリー

カテゴリー	サブカテゴリー	発言例
内省の特徴	将来展望の不明確さ	好きで入ったわけではなくて，気が付いたらこの仕事で。
	認識の甘さ	担当ですよって言われた時に，「あ，自分でも大丈夫だ」というふうに，ぱしっと思い込んでしまった。
	自己理解不足	自分が持っている大人しさっていうか控えめさが，ルーチンの仕事をしていくにはすごく必要で。逆に華やかな仕事に向いてる人はそこが弱いとか。あの，自分でわかるようにならないと難しいのかなって思いますよね。
	漠然とした自覚	今回本人からの発信で，やっぱりこのまま休んでいても，今の状態が良くなるっていうのは，自分ではそう思えないと。

出所：中野（2016a）

内省の特徴

「新型うつ」を予防するための、社員に対するアプローチについて説明したいと思います。データ分析により、表７－４に示すような「内省の特徴」カテゴリーが生成されました。ここでは

〝できれば変わりたいけど、でも、いざ異動のこと考えると、やっぱり怖いからって。そういう、なんかこう、うまく判断することが難しいというか〟

という語りが示すように「将来展望の不明確さ」が含まれます。自分自身が何を目指したいのか、どのような働き方をしたいのかといった将来展望が不明確なまま、仕事に対する嫌悪感や恐怖感に従って職場を避け続けている状態を指します。

他にも、仕事内容をよく確かめずに入社し、後になって「こんなはずではなかった」「〇〇しないといけないなんて聞いてない」と文句を言ったり、とりあえず内定をもらったところに入社したが、もっとラクな仕事かと思っていたのに違った、と文句を言ったりといった「認識の甘さ」というサブカテゴリーがあります。

また、車を運転して営業する業務なのに、「運転するのが嫌い

だということに最近気が付いた」とか、「○○の仕事は怒られてばかりだし、自分には向いてないんじゃないかと気が付いた」というように、自分の得意分野や不得意分野をこれまで知らなかったし、自分のやりたいことが何なのかもわからなかった、という「自己理解不足」もカテゴリーに含まれています。さらに、

〝のんびりできて休んだけど、今回彼女からの発信で、「やっぱりこのまま休んでいても、今の状態が良くなるっていうのは自分ではそう思えない」〟

といった「漠然とした自覚」も語られています。他者を責める傾向にあっても、内心では自分はこのままではいけない、自分自身にも改善すべき点がある、と漠然と自覚していることが示唆されます。

本研究の結果に基づいて「新型うつ」予防のためのアプローチを検討するならば、「内省の特徴」としての「自己理解不足」を含み自己分析を促進することが有効と考えられます。当該社員が自分の言動の傾向や長所・短所などを客観的に把握し、自己分析できれば内的成長につながることが期待できます。自分ひとりで、自己対話によって思考を整理するとなると、なかなか難しいかもしれません。話を傾聴してくれる相手がいることが望ましいですが、「新型うつ」の社員は小さな傷つきの蓄積により、また、本人のプライドや企業の余裕のなさなども加わり、安心して相談できる相手を見つけるのは難しいかもしれません。相談することで、その相談相手にジャッジ（批判や決めつけなど）されて余計に傷つけられる恐れもあります。安心して相談できる相手がいない場合は、心理専門家によるカウンセリングを利用することも有効と考えられます。考え方のクセなどを扱ったり、将来設計やキャリア展望について考えを整理したりすることによって気持ちの切り替えが上手く働くことが期待できます。

5　第7章のまとめ

図7‐2に示したのは、第7章の研究で生成されたカテゴリー同士の関係を図に表したものです。時間の流れは、図の左から右方向に向かって進むものとしています。カテゴリーは〈　〉、カテゴリーグループは《　》、サブカテゴリーは【　】を用いて示しました。

研究の結果、「新型うつ」の特徴を有する社員は、本来の特徴として、学歴が高く、基本的に業務遂行能力が高いことが示されています。しかし、全体的にコミュニケーションが不得手で、職場では仲の良い相手とのみ親しく会話するなどコミュニケーションの偏りの傾向も見られます。また、挨拶など社会人としての基本的マナーが十分には習得できておらず、社内での人間関係が良好に維持できていないケースが多いことが示されました。

こういった「本来の特徴」を有する社員にとって仕事上問題となるのが、「打たれ弱さ」「評価への過敏さ」「柔軟性不足」「自己愛」という四つの特徴です。これらの特徴は、上司や同僚などが語った内容に基づくもので、「新型うつ」の特徴が発現するまでの過程で見られたものです。これらの特徴のために、当該社員は小さな傷つき体験を蓄積することになり、結果として仕事中だけうつ状態になるという「新型うつ」に至る傾向にあることが示唆されました。「打たれ弱さ」カテゴリーとしては、納期や売上目標などに過剰なプレッシャーを感じること、周囲の社員と自分を比較して落ち込んだり嫉妬したりすること、上司などの些細な一言で過剰に傷ついてしまう傾向などが示されています。「評価への過敏さ」には、自分の社内評価への不満や周囲の社員への対抗意識、また、上司や周囲からの賞賛を要求する傾向などが含まれます。これと

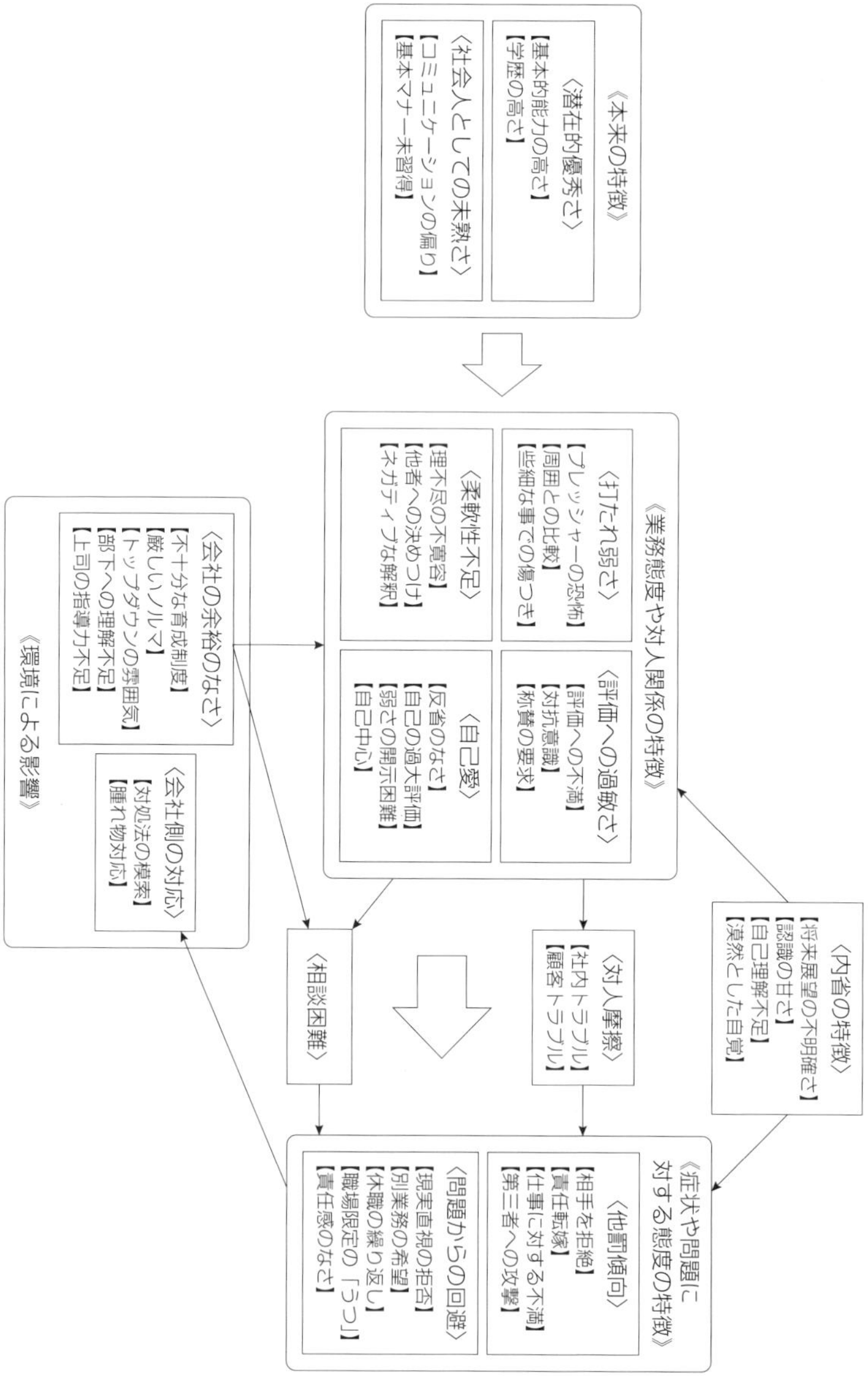

図7-2　「新型うつ」の症状が発現するまでのプロセスと発症後の特徴

出所：中野（2016a）

似た特徴として、「自己愛」カテゴリーも作成されました。このカテゴリーには、自分の言動に対する反省が見られないことや責任回避として他者を責める傾向、周囲からの評価よりも自己に対する評価が非常に高い傾向などが含まれます。そして、プライドの高さゆえ、仲の良い社員に対しても、自分が抱える問題や悩みや不安を素直に打ち明けることが困難という「弱さの開示困難」も見られました。「柔軟性不足」カテゴリーは、上司など他者の言葉を全てネガティブに受け止めてしまう傾向や、他者に対して例えば「あの人はこういう人だ」「あの人はこう言うに決まっている」といった強い決めつけを行う傾向、また、社内において少しでも不平等なことや、割に合わないこと、理不尽なことがあると、たとえそれが些細であっても許容できないといった特徴も含まれます。このような特徴により、周囲の社員や顧客との「対人摩擦」が生じやすくなりますが、当該社員はプライドの高さもあり、上司や周囲の社員に助けを求めるのが困難であることも示されています。「新型うつ」の状態は、上司の叱責など何らかのネガティブな出来事をきっかけとして突然発現するのではなく、それ以前に小さな傷つき体験が蓄積されていることがこの研究により示されました。しかし、この小さな傷つき体験の蓄積に気が付かない上司にとっては、部下が些細な出来事により、突然欠勤などの形で「新型うつ」の状態に陥ったように見えるのではないかと思われます。

「新型うつ」が発現した後の特徴としては、苦手な相手を拒絶したり、自分が「うつ」になった原因や様々な問題を他者のせいにしたり、調査協力者である保健師に対して八つ当たりのような言動を取るといった「他罰傾向」が見られました。また、現実を直視することを拒否しているように見えたり、今の仕事が自分に合っていなかっただけで別の業務なら自分の実力を発揮できると主張したり、有給を計算しながら休職を繰り返したりといった「問題からの回避」も示されています。

第7章の研究において、当該社員は上記の特徴について「自己理解不足」であり、仕事に対しても「認識の甘さ」が見られる傾向にあることが明らかとなっています。さらに、将来どうなりたいのか、どのような仕事をしていきたいのかなど将来の見通しが弱いことを周囲の人々が感じ取っている傾向にありました。ただ、当該社員は自分の欠点や他者から評価されない理由を漠然と認識しており、このままでは「うつ」状態や現在の状況が改善しないであろうことについて「漠然とした自覚」を有していることも示唆されました。

社員が「新型うつ」に至るプロセスにおいて、上記の特徴が「新型うつ」発現の要因となっていることが考えられますが、その一方で、「環境による影響」も決して小さくないことが示されました。このカテゴリーグループは「会社の余裕のなさ」と「会社側の対応」カテゴリーで構成されます。「会社の余裕のなさ」は、社員の研修や育成制度が充実していなかったり、ノルマが非常に厳しかったり、若い社員が意見を主張しにくいトップダウンの雰囲気が職場にあったりといった企業全体としての背景要因が推測されます。また、上司が忙しさのあまり当該部下を理解しようとする姿勢に欠けていたり、指導力不足であったりと、上司個人の余裕のなさも少なからず語られました。こういった余裕のない職場環境も、当該部下の小さな傷つき体験の蓄積や相談困難に少なからず影響していると考えられます。

「新型うつ」が発現した後の当該社員への「会社側の対応」としては、どのように接すればよいのか分からず「対処法の模索」をしたり、部下の症状悪化を心配して顔色をうかがい、腫れ物に触るかのような「腫れ物対応」をしたりといった、とまどいを感じている状況が多く語られました。第三者の目には、この「腫れ物対応」は上司の「事なかれ主義」や「保身」のように映る場合もあるようです。メランコリー親和型である従来型のうつ病とは異なるタイプの「うつ」も存在することや、従来型でない「うつ」を患う部下への接し方を周知させるためにも、上司向けのメンタルヘルス研修を充実させる必要があると考えられます。

第8章　自分の「新型うつ」傾向をチェックする

第7章でご紹介した研究において、「新型うつ」を発症する社員は「打たれ弱さ」「評価への過敏さ」「柔軟性不足」「自己愛」カテゴリーに包含されるような特徴が強く認識されており、それら特徴のせいで小さな傷つき体験を蓄積していることが示唆されています。これらの特徴は「新型うつ」に関連する性格傾向と考えられるものの、こういった研究のみでは「新型うつ」になる人の特徴を明らかにすることは不可能です。先行研究や一般書籍の情報も併せ、「新型うつ」に関連する特徴をチェックする項目を作成することができれば、「新型うつ」のより深い理解につながり、また将来「新型うつ」のような場面限定的なうつ症状を呈するかもしれない社員をある程度把握することが可能になると考えます。第8章では、このような目的意識をもっておこなった、本人用の「『新型うつ』関連傷つきやすさ尺度」作成の研究において作成した項目をご紹介します。

第2章で概説した先行研究や第4章以降紹介してきた研究結果によると「新型うつ」の特徴として、過敏型の自己愛（Gabbard, 1989）や、回避傾向といったものが示されています。また、自己の問題の原因を他者や環境に帰属するという他罰的傾向も多く述べられています。第7章の研究結果からは、うつ状態が発現する前の特徴として、繊細で打たれ弱い部分があること、傷つきやすいこと、自己愛が強いこと、他者からの評価に対して過敏であることなどが示されています。

生田（二〇一四）は「新型うつ」の特徴について、他責的・他罰的であることや、不安が必発であることを強調しています。他罰性の見られない職場不適応症でも、他者の目や評価に過敏な傷つきやすい特徴が見られています。村中ら（二〇一七）は、「新型うつ」に関連するパーソナリティとして、他者評価への過敏さなどの「対人過敏傾向」と、被害者意識を含む「自己優先志向」を挙げています。「逃避型抑うつ」には「自己愛的でプライドが高く、それが傷つけられることには耐えがたい」という特徴がみられます。

「他罰性」「自己優先志向」「対人過敏」といった特徴はすべて、傷つきやすい自己を防衛している状態と考えることが可能です。上地・宮下（二〇〇五）は、過敏性・脆弱性に重点をおいた自己愛が、対人恐怖、アパシー、引きこもりなどとの関連を検討するうえで重要になると主張し、このような自己愛的脆弱性を「自己の価値や存在意義と関連した不安や傷つきを処理し、肯定的自己評価や心理的安定を維持する能力の脆弱性」と定義しています。「新型うつ」には、この自己愛的脆弱性と非常に近い「傷つきやすさ」が関係すると考えられます。私は、「新型うつ」との関連性が考えられる傷つきやすさを測定する尺度作成のための予備調査を行い、その妥当性の一部を検討するために、上地・宮下（二〇〇九）の「自己愛的脆弱性尺度（NVS）短縮版（以下、NVS短縮版）」を用いました。

まず、先行研究や一般書籍において述べられている「新型うつ」の特徴を抽出し、それらをもとに「新型うつ」関連傷つきやすさ尺度の質問項目群を作成しました。そして質的分類法のKJ法（川喜田、一九六七）を用いて項目を整理した後、精神科医や、大学教員など「新型うつ」に詳しい臨床心理専門家による内容のチェックを受け、修正を重ねました。そして最終的に、「新型うつ」に関連する対人過敏・傷つきやすさを測定する二三項目が作成されました。その後、「新型うつ」を想定した症状項目と、自己愛的脆弱性尺度（ＮＶＳ）短縮版を併せて質問紙調査を行いました。

ＮＶＳ短縮版は、妥当性の一部を検討するために使用しました。この尺度は「自己顕示抑制」「自己緩和不全」「潜在的特権意識」「承認・賞賛過敏性」の四つの下位尺度から成り、一定の信頼性と妥当性が示されています。以下に、四つのそれぞれの特性について簡単に説明します。

・自己顕示抑制：
注目を浴びたり自己を顕示したりする場面に遭遇すると強い恥意識が生じるため、自己顕示を抑制しがちになる傾向

・自己緩和不全：
強い不安や情動などを自分で調節・緩和する力が弱く、他者に調節・緩和してもらおうとする傾向

・潜在的特権意識：
他者が特別の配慮や敬意をもって接してくれることを期待し、その期待が満たされないと不満や怒りが生じる傾向

・承認・賞賛過敏性：
自分の発言や行動に対する承認・賞賛を強く求め、期待した承認・賞賛が得られないと自己評価が低下する傾向

本章では、上記調査で得られたデータを因子分析し生成された尺度項目を、自分の「新型うつ」傾向を見るためのチェック項目としてご紹介したいと思います。（研究についての詳細は補章をご覧ください。）

表8－1　本人用「新型うつ」関連傷つきやすさのチェック項目

①他人の些細な言動にひどく傷つくことがある
②必要以上に，自分を他人と比較してしまう
③周囲の人が私の事をどう思っているか非常に気になる
④何か失敗すると長い間落ち込んでしまう
⑤叱られると，自分の全人格を否定されたような気がする
⑥会議や話合いの席で，自分の意見に反対されると非常に腹が立つ
⑦嫌いな人の言う事には何でも反発したくなる
⑧たとえ自分が悪いと思っていても，非を認めるのは悔しい
⑨周囲の人は私のことをもっと高く評価すべきだと思う
⑩人のミスや欠点が気になってイライラしてしまう
⑪第一印象で苦手だと思った相手は，なるべく避ける
⑫困難にぶつかると，割とすぐにあきらめてしまう
⑬難しそうなことは，やる前にあきらめてしまう
⑭問題や困難に対して，解決のために前向きに努力する（逆転項目）
⑮一度失敗しても，次はうまくいくと思える（逆転項目）

出所：中野（2017）

1　チェック項目

表8－1に示すのが、一五のチェック項目です。当初は質問項目が二三項目だったのですが、因子分析の結果、因子負荷量の絶対値が〇・四〇に満たない八項目を削除しました。

これらの項目は三つの因子で構成されています。

第一因子は「評価過敏」です。五項目で構成されており、「叱られると、自分の全人格を否定されたような気がする」「必要以上に、自分を他人と比較してしまう」など、他者からの自分に対する評価を非常に気にする内容の項目が高い負荷量を示します。

第二因子は六項目で構成されています。「人のミスや欠点が気になってイライラしてしまう」「たとえ自分が悪いと思っていても、非を認めるのは悔しい」など、自分の非を表立って認めようとしない一方で、他者を責める内容の項目が高い負荷量を示していました。そこでこれを「他罰性」因子と命名しました。第三因子は四項目で構成されており、「困難にぶつかると、割とすぐにあきらめてしまう」「難しそうなことは、やる前にあきらめてしまう」など、困難を乗り越えようとせずにすぐにあきらめてしまう傾向の内容に高い負荷量を示します。そこで、この因子を「打たれ弱さ」

としました。

「評価過敏」「他罰性」「打たれ弱さ」という三つの傾向のうちいずれかを有する者は、他の二つも高い傾向にある可能性が示唆されます。他者の目を非常に気にする人や打たれ弱く気弱な人は他者に対して表立って自分の意見を主張しないかもしれませんが、心のなかには他者への攻撃的な他罰的感情を秘めている可能性が考えられます。

また、「評価過敏」「他罰性」「打たれ弱さ」全てが、「新型うつ」を想定した症状項目の「他の場所に較べて、職場／学校にいると憂うつな気分が強まる」「職場／学校を離れると、気分が晴れる時もある」と微弱または弱い相関関係にありました。また、「評価過敏」は「ひどく落ち込んでいる時でも、趣味には楽しみを見出せる」と微弱な負の相関関係にありました。

「新型うつ」関連傷つきやすさ尺度とＮＶＳ短縮版の下位尺度はいずれも有意な正の相関にあり、特に「新型うつ」関連傷つきやすさ尺度と、潜在的特権意識および承認・賞賛過敏性との間には、比較的強い正の相関関係が確認されました。

２　評価過敏

チェック項目でいうと、以下の①〜⑤が「評価過敏」に当たります。

①他人の些細な言動にひどく傷つくことがある
②必要以上に、自分を他人と比較してしまう
③周囲の人が私の事をどう思っているか非常に気になる

④何か失敗すると長い間落ち込んでしまう
⑤叱られると、自分の全人格を否定されたような気がする

「評価過敏」は、「逃避型抑うつ」の「評価に敏感である」という特徴や、ＤＳＭ‐５に記されている非定型の特徴である、「長期間にわたり対人関係上の拒絶に敏感」に近い特徴と言えます。第７章でご紹介した研究においても、「評価への過敏さ」カテゴリーが生成されています。

ＮＶＳ短縮版の下位尺度のすべては、「評価過敏」と比較的高い正の相関関係にありました。

男女別の比較では、「評価過敏」傾向は女性のほうが高い傾向にありましたが、「他罰性」と「打たれ弱さ」については、有意な男女差は見られませんでした。女性が服装のおしゃれやメイクなど外見に気を使うことと、他者からの評価に過敏であることと関係があるのかは不明ですが、おしゃれも他者の目を意識したものですし、他者が自分に向ける目に女性の方が敏感なのは自然なことかもしれません。

ＮＶＳ短縮版の下位尺度すべてと「評価過敏」との関係から、自己顕示を抑制する傾向にある人も、特権意識を潜在的に有する人も、等しく他者からの評価に過敏である可能性が考えられます。自分に対する自信がない人は他者からジャッジされることを恐れて、そのような機会を避け自己顕示を抑制しているのかもしれません。その一方で、特権意識を潜在的に有している人は、自分が他者から尊重されているか、特別な存在として扱われているかを非常に重要視するがゆえに、常に他者からの評価を気にしているとも考えられます。

3　他罰性

「他罰性」因子は、以下の六つの項目で構成されます。

⑥会議や話合いの席で、自分の意見に反対されると非常に腹が立つ
⑦嫌いな人の言う事には何でも反発したくなる
⑧たとえ自分が悪いと思っていても、非を認めるのは悔しい
⑨周囲の人は私のことをもっと高く評価すべきだと思う
⑩人のミスや欠点が気になってイライラしてしまう
⑪第一印象で苦手だと思った相手は、なるべく避ける

他罰性という概念は、傳田（二〇〇九）が指摘する「自責感に乏しく他罰的で、会社や上司・同僚のせいにしがちである」や、倉成（二〇一〇）の主張する「自分ができないこと・納得いかないことを他人や周囲のせいにする傾向がある」という「新型うつ」の特徴を端的に表しています。

また、第４章でご紹介した研究においても「新型うつ」の特徴として「周りを責める」という概念が生成されています。さらに第７章の「症状や問題に対する態度の特徴」のなかに含まれる「他罰傾向」カテゴリーも支持する結果となっています。

この「他罰性」因子のなかの「嫌いな人の言う事には何でも反発したくなる」や「第一印象で苦手だと思った相手は、なるべく避ける」という項目は、「人」と「問題」がくっついて一緒になってしまい、両者を区別して見ることができない状態なのかもしれません。本来、特定の「人」と、その人が起こした「問題」、

あるいはその人との間に生じた「問題」はイコールではありません。しかし、「問題」を解決するのではなく、問題に関係のある「人」を責めてしまう傾向を持ってしまうと自分にとって〝嫌いな人〟や、〝苦手な人〟が増える一方になってしまうでしょう。「問題」を対象化し、本人や関係者と切り離して距離を置いて存在させ、関係者全員でその問題解決のために団結して対応する、というのは、「問題の外在化」といい、心理臨床における大切な治療的アプローチです。しかし、この他罰性のチェック項目に当てはまる人にとっては、その「外在化」という作業が非常に難しいことが推察されます。

「評価過敏」「他罰性」「打たれ弱さ」という三つの下位尺度は、性別に関係なく互いに有意な正の相関を示していますが、なかでも「評価過敏」と「他罰性」の相関は特に高くなっています。このことから、他者からの評価を非常に気にする人は、低い評価を受けたときに素直に自分の欠点や非を認めることができず、代わりに他者を責める傾向にある可能性が示唆されます。あるいは、他罰傾向の強い、つまり他者に対して批判的である者は自分自身も他者から批判されることを非常に恐れ、他者からの評価に過敏となる可能性も考えられます。しかしこれら下位尺度の相関関係から因果関係を述べることはできないので、今後さらなる研究を行う必要があります。

「他罰性」はNVS短縮版の「潜在的特権意識」と比較的高い正の相関関係にありました。このことから、「自分は特別扱いを受けるべき特別な存在である」という特権意識を潜在的に持っている人は、常日頃から他者を見下していたり特別待遇を受けることを当然と思っていたりする傾向があり、そのため他者から侮辱された、バカにされた、他者が自分を尊敬していないと感じると他罰的感情が生じる可能性があることを示唆しています。

4　打たれ弱さ

「打たれ弱さ」因子は、以下の四つの項目で構成されています。⑭と⑮の項目は逆転項目なので、チェックに当てはまるのはNoと答えた場合、ということになります。

⑫困難にぶつかると、割とすぐにあきらめてしまう
⑬難しそうなことは、やる前にあきらめてしまう
⑭問題や困難に対して、解決のために前向きに努力する（逆転項目）
⑮一度失敗しても、次はうまくいくと思える（逆転項目）

「打たれ弱さ」因子は、「未熟型うつ病」に見られる、庇護的な環境で生活している限り発症まで特に大きな問題は生じないという特徴や、第4章で示された「くじけやすさ」や「現実の直視困難」、第7章の「打たれ弱さ」カテゴリーに対応したものとなっています。

このチェック項目でいう「打たれ弱さ」は、もちろん傷つきやすさと非常に近い関係にあると思われますが、項目内容を見ると、傷つきやすさ以上に「あきらめやすさ」と深く関係しているように思われます。傷ついたとしても、その後気持ちを切り替えたり、立ち直ったりすることができればよいのでしょうが、この項目に当てはまる人は、傷つきから回復しにくく、それ故に深く傷つく恐れのあるものを回避して諦めてしまう傾向にあると考えられます。努力して立ち向かった後での「諦め」なら、受容や受け入れとも近いもので、むしろ精神的健康には望ましい場合もあります。その一方で、回避としての「打たれ弱さ」は、短期的には嫌なものから逃げられて好ましい結果を得られるかもしれませんが、長期的な視点でみると好ましいと

は言えず、「新型うつ」の状態に向かってしまう恐れもあるようです。

「打たれ弱さ」は、「レジリエンス」の低さとも言い換えることが可能です。レジリエンスとは、つらい状況に陥って落ち込んでも、その後に回復できる〝心の力〟の一つであり、自然回復力とも呼ばれます。ポッキリ折れてしまうかもしれないような不自然な強さではなく、傷ついてへこんだりしても、そのあと自然にしなやかに回復する柳の枝のような力のことを指します。「新型うつ」に関するメンタルヘルス対策として、この「打たれ弱さ」への対策としてレジリエンスを強化するのも有効と考えられます。レジリエンスを高めるためには、過去の体験を振り返り、辛い出来事から立ち直るのに役に立ったことを再確認しておくことが非常に役に立ちます。自分が取った行動（友人に話を聴いてもらう、お気に入りの場所に旅行するなど）でも、「こういう風に考えたら楽になった」という気持ちの持ち方でもかまいません。あるいは日常生活におけるお気に入り（好きな音楽やグッズなど）も、落ち込みから日常生活の安定へと気持ちを戻してくれるかもしれません。

第9章　気になる人の「新型うつ」傾向をチェックする

前章でご紹介した「新型うつ」の傾向を見るチェックリストでは、「評価過敏」「他罰性」「打たれ弱さ」という三つの傾向をチェックしますが、これらは、いずれも傷つきやすさに関連した特徴と言えます。「打たれ弱さ」は言うまでもなく、「評価過敏」については、他者からの評価によって簡単に気持ちが揺らいだり傷ついたりするがゆえに、評価に過敏になっている状態と考えられます。また、「他罰性」については、自分の心の傷つきを隠し自己を守る手段として他者に攻撃的な気持ちを向け他罰的となっている可能性が考えられます。

第4章では、上司からの注意や叱責など些細な出来事で気分を大きく害した様子を見せた例や、上司の何気ない一言を過度にネガティブに受け止め、それを知った上司もショックを受けた例などが語られています。また第7章では、「新型うつ」の状態になる前に、小さな傷つき体験の蓄積があることが示されました。改めて、「新型うつ」には特に傷つきやすい繊細な特徴が関係していることがわかります。

本人用のチェックリストのように本人が回答する形式の場合、〝社会的望ましさ〟が高い回答を意図的または無意識に選ぶことによって、回答に歪みが生じ客観的な測定が難しくなる怖れがあります。また「新型うつ」の場合、本人の主張と他者の主張が異なっている場合が多いため、「新型うつ」の傾向をより正確に測定するためには、本人用の尺度のみでなく、職場の上司や同僚が回答する形式の尺度も併せて運用することが、状態の多面的な理解のために望ましいと言えます。

第9章でご紹介するチェック項目は、他者から見て「傷つきやすく打たれ弱い」人物と「新型うつ」との関係に焦点を当てたものです。これらは「他者用『新型うつ』関連傷つきやすさ尺度」の作成を目標とした調査研究において作成されました。第8章で扱ったチェック項目は本人が回答する形式で、「新型うつ」に関連する特徴を確認するものでした。本章でご紹介するチェック項目も同様に、「新型うつ」に関連する状態をチェックしますが、職場の上司や同僚など他者が回答する形式です。

チェック項目の内容は、先行研究や本書で紹介してきた研究の結果に基づいて作成しました。（研究の詳細については、補章をご覧ください。）

チェック項目が示す内容に注目することで、「気分反応性」や「場面限定的なうつ状態」でのみ「新型うつ」を理解するのではなく、「新型うつ」に関連する特徴について、他者の視点からよりきめ細かく当該社員の状態を把握できます。また、当該社員に対しどのような介入が必要かを判断する材料にもなると思われます。

1 チェック項目

本章でご紹介するチェック項目の作成は、「新型うつ」に関する先行研究や一般書籍などに記載されている特徴に基づいています。また、妥当性を検討するためには、「新型うつ」の症状を想定する項目との相関関係を確認することが必要でした。そこで、「新型うつ」の症状に特有な、場面限定的な気分の落ち込みや、気分反応性のような状態を示す質問項目を用意し、他者の目から判断可能な表現に変更し、最終的に以下の四つの項目が作成されました。

表9-1　他者用「新型うつ」関連傷つきやすさのチェック項目

①新しい仕事に対して，過度に不安な様子が見られる
②他者に対して，陰口や批判的な発言をする
③仕事のミスを他者や環境のせいにする
④一旦落ち込むと，立ち直るのに時間がかかるように見える（逆転項目）
⑤他者のささいな言動で過度に傷ついた様子になる（逆転項目）
⑥問題や困難に出会っても，あきらめずに頑張っている（逆転項目）
⑦どんな仕事にも意欲的に取り組んでいる（逆転項目）
⑧問題が起こったら，解決のために前向きに努力しているように見える
⑨自分の意見に反対されると，過度に落ち込んだ様子になる
⑩他者の言動を，過度にネガティブに受け止める
⑪ミスを指摘されたり注意を受けたりすると，過度に落ち込んだ様子になる

出所：中野（2016b）

a．仕事でトラブルや嫌なことがあると、早退したり会社を休んだりする

b．連休後や月曜日に遅刻したり会社を休んだりする

c．仕事中は常に元気がなく、「うつ」っぽい様子だ

d．仕事以外の時間は楽しく過ごすことができる時もあるようだ

チェック項目作成のための質問紙調査では、将来的に上司の立場で部下の様子を見ることを想定し、主に管理職社員を対象としました。

表9-1は、最終的に作成された他者用「新型うつ」関連傷つきやすさについての一一個のチェック項目です。

最初の七項目（①~⑦）は、「他責的不安の高さ」を示します。新しい仕事に対して不安な様子で、仕事に対するやる気は感じられない、他者への批判的な発言が多く、他者のささいな言動では傷つかないといった内容の項目が高い負荷量を示しています。これは他責的な言動によって不安を防衛している状態を表します。

残りの四項目（⑧~⑪）は、「他者評価への過敏反応」を指しま

す。問題解決のために前向きに努力し、意見に反対されると過度に落ち込んだ様子になり、他者の言動を過度にネガティブに受け止めるといった内容が高い負荷量を示しています。

ちなみに、チェック項目を探索的因子分析という手法で一一に絞る前には「他者が判別可能な『新型うつ』に関連する特徴」を表す質問項目は一八ありました。それらの項目のうち、「ささいな失敗で過度に落ち込んだ様子になる」「一旦落ち込むと、立ち直るのに時間がかかるように見える」「他者のささいな言動で過度に傷ついた様子になる」など、傷つきやすさや打たれ弱さを示す項目のほとんどが「新型うつ」傾向を示す項目と有意な正の相関関係にありました。

2　他責的不安の高さ

「他責的不安の高さ」は、①〜⑦の七つの項目で構成されています。

①新しい仕事に対して、過度に不安な様子が見られる
②他者に対して、陰口や批判的な発言をする
③仕事のミスを他者や環境のせいにする
④一旦落ち込むと、立ち直るのに時間がかかるように見える（逆転項目）
⑤他者のささいな言動で過度に傷ついた様子になる（逆転項目）
⑥問題や困難に出会っても、あきらめずに頑張っている（逆転項目）
⑦どんな仕事にも意欲的に取り組んでいる（逆転項目）

項目④〜⑦は逆転項目なので、チェックに当てはまるのはＮｏと答えた場合、ということになります。

「他責的不安の高さ」が高い社員は、他罰的な発言が多かったり、困難に出会うと簡単にあきらめてしまったり、やりたくない仕事には意欲を示さなかったりと、上司や周囲の社員にとっては明らかに「困った人」である可能性があります。この場合、「新型うつ」ではないとしても当該社員の内的成長を目指して「引き出し行為」や「背中押し行為」を行うことが望ましいでしょう。特に、困難に立ち向かわずあきらめてしまう傾向については、上司による強めの「背中押し行為」が有効であると考えられます。ただ、この場合も第4章で示されたように「引き出し行為」をまず丁寧に行うことが求められます。

「背中押し行為」において、さらなる傷つきや恐怖心を与えるような強すぎる対応は、回避や他罰傾向を強めるだけで逆効果となります。人格を丸ごと否定されたと思わせるような物言いも避ける必要があります。例えば書類の提出期限に間に合わなかった場合などに、「（あなたは）社会人としての自覚が足りない」「（あなたは）いつもそうだ」といった、「人格」に対するジャッジメントをしても、彼らの傷つき体験が一つ増えるだけでしょう。「責任感がない」といった、漠然とした、それでいて人格を批判されたと受け取られるような説教をするよりも、同じ時間をかけて、何が目標達成の妨げとなっていたのか、どのような状況で何が起きていたのかを共に振り返り、一緒に再発防止の対策を考えるといった、問題を外在化し、ともに問題解決に取り組む姿勢が望ましいと言えます。そうすることで当該社員は安心して内省できる気持ちの余裕を持つことができ、目標を実行するための「背中押し行為」も適切に機能し、結局のところ内的成長につながると考えられます。

また第7章の研究で示された「自己理解不足」の部分をしっかりと扱うことが求められます。カウンセリングなどの心理援助により自己分析を促すことも可能ですが、クリニックを受診していない社員であれば、上司との個人面談のなかなどで当該社員の特性や将来展望についてしっかり話し合う時間を持つことが有効と考えられます。

「他責的不安の高さ」が高い社員が、例えば第7章の研究が示した「小さな傷つき体験の蓄積」を体験するなどして、「一旦落ち込むと、立ち直るのに時間がかかるように見える」「他者のささいな言動で過度に傷ついた様子になる」という項目の負荷量がプラスの方向に大きく変化した場合、「新型うつ」の状態になる危険性が高いと考えられます。よって、この「他責的不安の高さ」が高い部下を持つ上司は、部下の他責的な態度の裏に隠された不安や恐れを認識し、精神的健康が保たれているか注意を払っておく必要があると言えます。そして本人用チェック項目（第8章）の「評価過敏」傾向を意識しておくと良いでしょう。例えば、「他人の些細な言動にひどく傷つくことがある」や「何か失敗すると長い間落ち込んでしまう」の項目の負荷量が大きくなっている場合は、他者の目からは立ち直りが早く図太いように見えても、実は他者評価を非常に気にしており傷つきやすく、職場において「小さな傷つきの蓄積」を体験している可能性があるでしょう。その傷つきや辛い現実から目を背けるために、タフさを装っている可能性もあるかもしれません。「他責的不安の高さ」の特徴が強い社員が「新型うつ」の状態に陥らないために、この二種類のチェック項目を予防的に活用することは意味があると思われます。

3　他者評価への過敏反応

チェック項目の最後から四つの項目が、「他者評価への過敏反応」に当たります。

⑧問題が起こったら、解決のために前向きに努力しているように見える
⑨自分の意見に反対されると、過度に落ち込んだ様子になる

⑩他者の言動を、過度にネガティブに受け止める
⑪ミスを指摘されたり注意を受けたりすると、過度に落ち込んだ様子になる

「他者評価への過敏反応」因子は、「仕事以外の時間は楽しく過ごすことができる時もあるようだ」と中程度の有意な正の相関関係（$r = .53, p < .01$）にありました。この因子は、問題解決のために前向きに努力する傾向にありますが、これは「逃避型抑うつ」（広瀬、一九七七）の、本来は優秀なエリートタイプであり、仕事を張り切り成果を挙げていることがめずらしくない、という特徴を支持しています。

たとえ、問題が起こったら解決のために前向きに努力しているように見える努力家であっても、他者の言動に対してネガティブな認知を持ち、些細なことで傷つきやすい人は、「新型うつ」によく見られる場面限定的なうつ状態に陥る可能性が示唆されます。ネガティブな認知については、DSM‐5の非定型の特徴を支持する結果となっています。また、非定型の特徴を伴ううつ病患者が職場の同僚や上司などの言動に対して過剰な落ち込みや怒りを示すという貝谷（二〇〇七）の主張も支持しています。

「他者評価への過敏反応」が高い社員は努力家であり、他者の言動を過度にネガティブに受け止め、落ち込みやすいタイプと言えます。「仕事以外の時間は楽しく過ごすことができる時もあるようだ」という項目と中程度の正の相関関係にあったことからも、このタイプの社員はたとえ現時点で健康であっても、会社においてストレスを溜めやすく、職場で働くことを辛いと感じている可能性が高いと思われます。他罰的な言動が見られないことから一見「新型うつ」とは異なるように見えますが、この尺度で得られた結果はあくまで他者の目から判断したものであることに留意する必要があります。職場で他罰的な言動がなくても、友人や家族には他者について愚痴をこぼしているかもしれないし、怒りを内に秘めている可能性もあります。他罰感情を無理に抑えている場合は、そのうち蓄積した不満が爆発する可能性も考えられます。他罰的な傾向

については本人用のチェック項目とも照らし合わせて、慎重な見立てが必要です。このタイプを部下に持った場合、上司は当該部下の〝過度の落ち込み〟や〝ネガティブな受け止め〟といった特徴を認識しておくことが重要と考えられます。そしてできるだけコミュニケーションを積極的に図り、部下が何か失敗したときはフォローの言葉をかけるなどの細やかな配慮が求められるでしょう。

この「他者評価への過敏反応」が高い社員が「うつ」を発症した場合、従来型のうつ病となるか、「新型うつ」となるかはチェック項目の結果のみでは判断が難しいでしょう。メンタル不調となった後も「仕事以外の時間は楽しく過ごすことができるときもあるようだ」が当てはまるなら、「新型うつ」状態の可能性があります。その場合、周囲の人や環境への抑えていた不満が他罰的言動となって表れることもあるかもしれません。もしメンタル不調に伴って「仕事以外の時間は楽しく過ごすことができるときもあるようだ」に当てはまらなくなれば、それは従来型のうつ病の可能性が高いことになります。しかし「新型うつ」でも従来型のうつでも、このタイプが「ネガティブな認知」という特徴を有していることに変わりありません。従来型のうつであっても「新型うつ」であっても、上司としてはやはり「引き出し行為」を行い当該社員について理解しようと試みると共に、本人の「自己分析」を助ける心理的アプローチを行うことが求められます。

企業において本人用と他者用のチェック項目を併用することは、既に「うつ」を患っている社員のみならず健康な社員を多面的に理解するのに有効と考えられます。これらのチェック項目は「新型うつ」を事前に発見する目的というよりは、個々の社員のメンタルの理解に役立つのではないでしょうか。人事部や管理職が特定の社員についてチェック項目を用いるときは、「新型うつ」にとらわれず、個々の社員の特徴理解の目的で使用するのが望ましいと思われます。そして、社員の特徴を理解した後は、必要に応じて「引き出し行為」「背中押し行為」「積極的なコミュニケーション」「目配り」などを行いつつ、一定期間後に再び二種類のチェック項目を用いて変化を確認し、望ましい関わり方を検討する参考にできます。「新型うつ」かどうかに関わらず、上司が若い社員に対して成長支援の視点を持って関わることは大切です。これらのチェック項目を定期的に用い、部下のネガティブな認知や傷つきやすさや仕事へのモチベーションの低さなどが改善され、目に見える成果として部下の成長が確認できれば、上司にとっても部下育成の励みとなるのではないでしょうか。

この調査研究をした際、調査用紙の自由記述欄に記入されたコメントを見ると、傷つきやすく打たれ弱い社員には、他者の意見を聞かず、自分のやり方を強引に推し進めるかのような頑固さが多く見られるようです。また、自分のやりたい仕事のみ熱心に行うという仕事の選り好みや、コミュニケーションの不得手さなども複数人からコメントされました。これらの特徴は、第7章で示された「社会人としての未熟さ」や「柔軟性不足」と通じるものがあると考えられます。

第Ⅳ部　連携による職場づくりと支援

第Ⅳ部は、「連携による職場づくりと支援」をテーマとしています。第10章と第11章は、本書で紹介する最後の研究になります。心理専門家であるセラピストを対象にしたもので、第10章の研究では、「新型うつ」に対する心理的支援の実際を知るために、セラピストの「新型うつ」ケース担当の体験について調査しています。第11章では、「新型うつ」にはどのような心理的支援が望ましいとセラピストが考えているのか、彼らの体験に基づいた意見を調査した研究を紹介します。もちろん、本書で紹介する内容が全国の心理職を代表するものではありませんし、セラピストの体験や考えも日々変わっていくものです。「新型うつ」への心理的援助に関する参考の一つとしていただければ幸いです。セラピストが実際に行った介入、効果的だった介入、必要だと考える介入などを理解することで、今後、産業領域における「新型うつ」対策においてセラピストに期待される役割や、他職種との連携を検討する際の一助になればと思います。

最終章となる第12章では、本書で扱った研究内容を踏まえ、企業としてどのように「新型うつ」に対処すれば良いのかを考察したいと思います。「新型うつ」に対する介入では、医師、セラピスト、人事、上司など多職種での連携による、一貫性の取れた対応が求められます。それぞれの立場でどのような対応をし、何に気をつければ良いのか整理したいと思います。

第10章　「新型うつ」への心理支援の実際

第4章から第6章で紹介したように、「新型うつ」に対して上司による当該部下の成長支援を行うことが、部下の状態改善に貢献する可能性があると示されています。

高野（二〇一二）は、「新型うつ病への対応」として、人材教育的観点を持つことの重要性を主張しています。具体的には、「職業人としての文化様式の再獲得」を目的とすること、業務遂行の場であることの理解を促し、無理なものは無理と伝えてもよいことなどを挙げています。亀田（二〇一一）は「部下の心の病に備える管理職のメンタル対応のツボ」として、疾病性を確認すること、状態が安定しているなら復職の努力を促すこと、復職したら成果を上げるよう努力を要求し、そのための環境調整に配慮することの必要性などを述べています。菅野（二〇一二）は産業看護職による新型うつ病社員への支援として、本人に対する「社会適応上必要な能力の向上、あるいは構築への支援」として、挨拶をすることや時間を守ることなどの確認や、「本人の成長を促すための支援」として、本人の目標や周囲への希望を尋ねたり、感情の取り扱いと表現方法について再考する機会を持ったりすることの必要性を述べています。また、本人や周囲との対応に追われる上司のサポートとして、上司自身の健康状態の確認と、職場のラインを利用した職場内の上司のサポート体制の整備の重要性も主張しています。

本書で紹介した研究結果および、これら先行研究の主張に見られるように、「新型うつ」への対応として、職場において上司による成長支援を行った場合「新型うつ」に望ましい変化が期待できることが示唆されています。それでは、臨床心理士や産業カウンセラーなど心理援助の専門家は、「新型うつ」の特徴を有するクライエントを担当したとき、どのような体験をしているのでしょうか。どのような心理的介入を行った場合に、「新型うつ」の状態が改善するのでしょうか。

第10章では、臨床心理士や産業カウンセラーなど心理援助の専門家（以下、セラピスト）が「新型うつ」の事例を担当した際、面接でクライエントに対して何を感じ、どのような介入を行い、どのような結果を得たのかなど、その体験および体験によって得られた感想や気づきを明らかにすることを目的として行った研究を紹介します。

1　心理職にとっての「新型うつ」ケース担当

セラピストが「新型うつ」のクライエントに対して当初感じた印象や気持ち、セラピーにおける彼らの体験、感想、反省点などを把握しておくことは、今後の「新型うつ」に対する心理専門職による介入のヒントとなり、望ましい臨床心理的援助を検討するうえで意味があると考えます。

この研究の調査協力者は、臨床心理士や産業カウンセラーなど心理援助専門職の資格を有し、現役でセラピストとして活動する人たちです。その選定条件は、「新型うつ」の特徴を有する社員をクライエントとして複数担当した経験を有することでした。

本研究も第7章と同様に、インタビュー調査を実施し、得られたデータを質的研究のGTAによって分析しました。インタビューの際には、調査協力者がセラピストとして「新型うつ」のケースを担当した際に、どのような気持ちや感情を持ったのか、ケースに対してどのような介入を行い、どのような結果や気づきを得たのか、その経験のプロセスについて尋ねました。

2　「新型うつ」のクライエントの第一印象

次に示すのは、セラピストが「新型うつ」のクライエントのケースを担当した際の最初の印象です。

「新型うつ」の印象

この「『新型うつ』の印象」というカテゴリーグループは、「他罰的」「現実検討力不足」「アンビバレントな態度」「健康度の高さ」という四つのカテゴリーで構成されます（表10-1）。

まず、「不遇を訴える」「他者を責める」「環境を責める」というサブカテゴリーから構成される「他罰的」カテゴリーが生成されました。クライエントが他罰的であるとの語りは、ほぼすべての調査協力者（セラピスト）から得られています。「不遇を訴える」というサブカテゴリーは、クライエントが他者や環境を責めるような言葉をひとしきり語った後に

〝話を聴いていても進まないというか。自分の方に目がいかなくて、内面というか、内側に目がいかなくて…（中略）…。自分はこんなに、こういうことしてるのに、うまくいかなくて（という主張ば

表10－1　「『新型うつ』の印象」に関するカテゴリー

カテゴリーグループ	カテゴリー	サブカテゴリー
「新型うつ」の印象	他罰的	不遇を訴える
		他者を責める
		環境を責める
	現実検討力不足	現実直視の回避
		自分で判断できない
		見通しの甘さ
	アンビバレントな態度	治りたいけど治りたくない
		有言不実行
		言い訳の多さ
	健康度の高さ	会社以外での元気さ
		エネルギーの充足
		思考力の維持

出所：中野（2015b）

かり）。〃

という語りが示すように，「自分には才能があるのに，人や環境などのめぐりあわせが悪いせいで才能を発揮できず，世間にも認められず不幸だ」という訴えを指します。「環境さえ変われば，自分はもっと世間に認められる優れた人物である」といった主張が垣間見えますが，これは第9章で扱った「他責的不安の高さ」に関係しているかもしれません。また，〃こうあるべき〃理想の自分と，そこに至っていない現実の自分の間にあるギャップを受け入れられず，他者や環境に原因を帰属している状態とも考えられます。

「現実検討力不足」とは，

〃（今頑張って仕事をしなくても）何とかなると思っている〃

など見通しの甘さや，現実を直視することを回避する傾向などを指します。

両価的な気持ちや行動を示す「アンビバレントな態度」というカテゴリーも生成されました。

ここでいうアンビバレントとは、例えば

〝身体とか気持ちもつらいし、治したいっていう意志は言葉では出ているけれども、でもなんだかそこに留まりたいというか、まだその症状のなかにいたい感じがするな、という変な印象だったんですよ。〟

という「治りたいけど治りたくない」両価的感情や、例えば「理想論は言うが行動を起こせない」「口では『復職する』と言っているが、行動が伴わない」状態の「有言不実行」などを指します。「言い訳の多さ」とは、やるべきことがわかっているのに、色々な理由をつけて結局実行しようとしない姿勢を指し、「回避傾向」や「先延ばし」と類似した性質を持つと考えられるものです。

また、「健康度の高さ」というカテゴリーも生成されました。「うつ」であるはずなのに

〝基本的に元気ありますよね。元気あるよなって。あと、他の人とそう変わらないよなっていうのも。その、精神科にかからなくても良いような健常者の人たち。〟

という語りが示すように、元気そうで健康度が高いことをクライエントの特徴として挙げたセラピストがほぼ全員でした。これは「会社以外での元気さ」「エネルギーの充足」の他に、

〝話の水準は全然落ちていないので。話しやすいというか。いろんな話ができる〟

といった語りが示す「思考力の維持」が含まれます。

「健康度の高さ」カテゴリーの「会社以外での元気さ」というサブカテゴリーでは、

〝なんか、すっげープラモデルとか作ったりする人いますよね。仕事行かない限り、いたって普通なんですよね。だからすごいハイクオリティーな余暇の過ごし方をしていて。〟

といった語りや、

〝会社に行けないという以外では、健常者と変わらないんじゃないかな。と思いますね。〟

といった、仕事以外では非常に充実した時間を過ごしているという主旨の語りが全ての調査協力者から得られました。

セラピストの気持ち・感情

こういった「新型うつ」の印象を受け、セラピストはどのような気持ちや感情を持つのでしょうか。表10-2に、データ分析によって生成された、セラピストの気持ちや感情に関するカテゴリーの一覧を示します。「セラピストの気持ち・感情」は、「クライエントへの反感」「クライエントへの共感」「周囲への共感」「腑に落ちない感じ」「クライエントへの親近感」「『らちがあかない』感じ」という六つのカテゴリーで構成されています。

全てを他者や環境のせいにし、「自分はもっと認められるべき存在である。周囲さえ変われば自分は成功できるのに。」といった自分自身の不遇を訴える他罰的なクライエントに対して、セラピストは自分の気持ちを表出しないものの、胸の内に「クライエントへの反感」を抱くと共に、上司や同僚など「周囲への共

表10－2 「セラピストの気持ち・感情」に関するカテゴリー

カテゴリーグループ	カテゴリー	サブカテゴリー
セラピストの気持ち・感情	クライエントへの反感	他罰への陰性感情
		社会人として説教したくなる
	クライエントへの共感	納得できる部分
		クライエント理解の心構え
		病気が言わせている
	周囲への共感	疑う気持ちの理解
		責める気持ちの理解
	腑に落ちない感じ	なぜ出社できないのか
		「うつ」の違和感
		面接の必要があるのか
	クライエントへの親近感	親しみやすさ
		会話の楽しさ
	「らちがあかない」感じ	聴くだけではダメ
		時間とお金の問題

出所：中野（2015b）

感」を持つという語りが多く得られました。

〝休日は元気なものですから。上司がどこまで知っているかはわからないですけど。もし知ってしまったら，怠けと判断してしまうかもしれないな〟

といった語りには，職場の周囲の人物から「怠け」と誤解されてももっともである，との思いが表れています。

一方で，クライエントのつらさや愚痴りたい気持ちも理解できるという「クライエントへの共感」も語られました。加えて，クライエントの「うつ」らしくない「健康度の高さ」ゆえに，面接場面でも雑談などの話が弾み，

〝仲良くなりやすい感じはあるかな〟

と「クライエントへの親近感」を語るセラピストも多く見られました。

また、クライエントの「アンビバレントな態度」に対して「元気そうなのに、なぜ出社できないのか」という疑問や

〝どうしてそうなのかなっていう感じですかね。従来型のうつと反応が違うんで。なので、なんでなんだろうなって〟

という語りが示すように、「腑に落ちない感じ」を受けるとの語りが複数得られています。さらに、上司や同僚などに関して

〝誰かが自分に何かをしてくれないっていう言葉がずっと続いてしまって〟

のように、他罰的な訴えが延々と続くことについて、「『らちがあかない』感じ」を受けるという語りも多く得られました。

興味深いことに、セラピストの気持ちとして、クライエントへの反感とクライエントへの共感という、相反する感情が語られることが多くありました。

〝やっぱりね、なるべくフラットにしようというのは当然ありますけど。その、そうですね。やっぱり陰性感情はあるかな、やっぱり。自分でそれを感じたら、それをフラットにしようとはしますけど。最初に、特にその、そのかたが関係性築くうえで、ちょっと攻撃的だったりとか、あの、高圧的だったりとか、逆にね、侵襲的だったりとかすると、やっぱりちょっとそういう（陰性）感情はありますね。やっぱりその、出ちゃうときはありますね。〟

といったクライエントへの反感の気持ちと、

〝まわりに全然理解してもらえないっていうつらさがあると思うので〟

といった語りが示すクライエントへの共感の気持ちは、セラピーの初期からセラピストが矛盾なく抱える感情であることが示唆されました。

また、「クライエントへの共感」に関して、

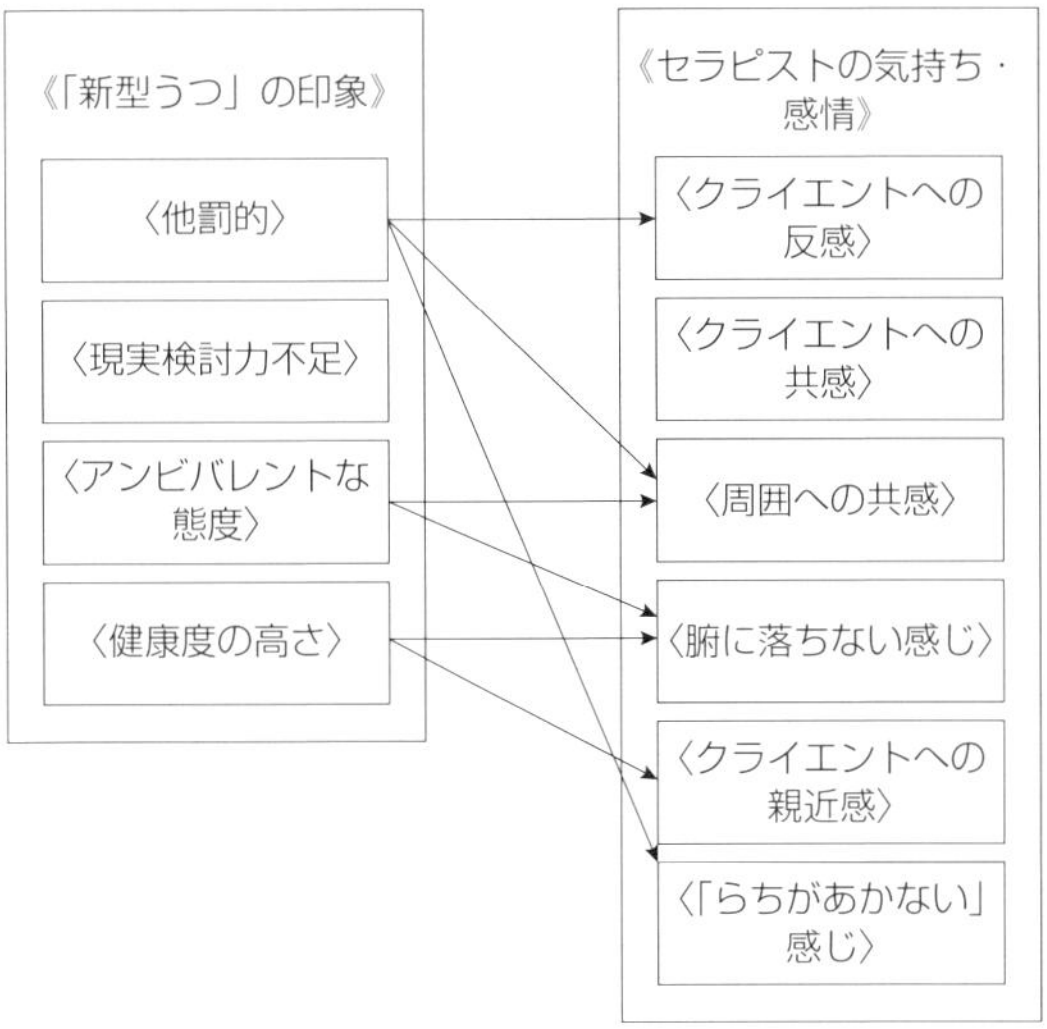

図10－1 「『新型うつ』の印象」および「セラピストの気持ち・感情」
出所：中野（2015b）

〝陰性感情が弱まるというのはありますね。結局そのかたをよく理解できると、陰性感情があったとしても、弱まるというか薄まるというか。そういう感じはありますかね。〟

といったように、セラピーが進むにつれクライエントの気持ちなどを理解できるようになったという語りもいくつか得られました。

「『新型うつ』の印象」から「セラピストの気持ち・感情」への流れ

ここまでの流れを図に示すと、図10－1のよ

うになります。

「新型うつ」のクライエントに対する印象から、その印象がセラピストにもたらした気持ち・感情に矢印を引いて図に表しました。クライエントの「他罰的」な印象は、「クライエントへの反感」「らちがあかない感じ」「周囲（の関係者）への共感」につながっていることが示されています。また、「周囲への共感」はクライエントの「アンビバレントな態度」からも生じるようです。この「アンビバレントな態度」は、セラピストの「腑に落ちない感じ」にもつながっています。クライエントの「健康度の高さ」は、「クライエントへの親近感」と「腑に落ちない感じ」につながります。

3　効果が見られた介入法

それでは、上記のような気持ちや感情を持ったセラピストは、どのような介入を行っているのでしょうか。大きく分けると、個人的介入と連携による介入の二種類のアプローチが行われています。表10－3に示すのは、データ分析により生成されたカテゴリーの一覧です。

個人的介入

通常セラピストは初回の面接において「枠や制限の説明」を行います。つまり、一回の面接時間、守秘義務、面接において扱う内容、セラピストとしての役割などを説明し、クライエントの同意を得ます。ところが本研究において「新型うつ」ケースの場合はクライエントがセラピストに対して役割を超えた要求をすることも珍しくないことが示されました。例えば、無理な要求をしてくる上司にセラピストから説教してほし

表10－3　「個人的介入」に関するカテゴリー

カテゴリーグループ	カテゴリー	サブカテゴリー
個人的介入	枠や制限の説明	セラピストの役割
		中立的立場の強調
	関係作りと傾聴	アセスメント
		言葉と気持ちの受容
	現実問題対処	現実問題の把握
		解決策の検討
	気づきの支援	生育の特徴
		事実のすくいあげ
		将来展望
		自己変容のメリット

出所：中野（2015b）

いとか、会社の不合理な体制についてひとこと会社に言って欲しい、などの訴えが挙げられました。

そこでセラピストはそのようなときに、

〝だれかの味方っていう立場で話を聴くことはできない〟

ことや、

〝上司を呼んで（セラピストが上司に）説教することはできない〟

ことなど、セラピストの立場や相談機関の役割をしっかりと説明することが重要だと感じた、との語りが複数得られました。

そして、クライエントの信頼を得て安心できるセラピーの場を提供するためにも、「関係作りと傾聴」に力を入れると語ったセラピストがほぼ全員でした。「言葉と気持ちの受容」については、他罰的な発言を聞いたりした際に

〝でもそこで否定しないというかね。ええ。まあ、

セラピストですから、頭ごなしにそういうのを否定しちゃう人はほとんどいないとは思うんですけどね。〟

という語りが示すように、全てのセラピストが「セラピストとして当然」といった口調で語っていたのが印象的でした。

また、前述の「『らちがあかない』感じ」に対しては、職場において実際にどのような問題が生じているのか客観的に把握するという「現実問題の把握」が大切であることが示唆されました。そして、

〝ずっと話を聴くだけだと何の解決にもならない〟

〝再発しないためにはどうすればいいかとか。そういうところで焦点を絞って〟

といった語りが示すように、積極的に現実問題の解決策をクライエントと共に探っていくという「解決策の検討」を次に行うべきという認識が示されました。「新型うつ」には、何よりもこういった「現実問題対処」が有効と考えるセラピストがほとんどでした。これは「現実問題の把握」と「解決策の検討」で構成されます。職場で実際に起きている当面の問題に対処することを優先事項と判断したセラピストが多いようです。

「現実問題対処」の他に、クライエントへの「気づきの支援」も非常に重要な介入であることが示されました。例えば、自身の「生育の特徴」を振り返ってもらい、特定の世代の人たちと関わった経験が極端に少ないなど、その特徴を確認して共有することが大切であると語られています。具体的には

〝だいたい幼稚園くらいにさかのぼって話をするんですよ。幼稚園ごろに、上の人たちと遊んだ、下

の人たちと遊んだ、同期の人と遊んだかを聞きながら、お母さんの対応、周りの人の対応、先生の対応を聞いていくんですね。そうすると、あー、上の人たちと全然おつきあいしたことがないんだなーとか。そういうところで、やっぱり上の人との関係。一人っ子の人も結構多いもんですから。で、下の子と遊んだことがない。同期の子とは遊んだことがあるけど。アルバイトの状況だとか。そういうことも聞いていくんですね。〟

といった語りが得られました。また、

〝やっぱりクライエントの訴えを聞いたなかで、訴えはそのかたの心理的事実だとは思うんですが、それとは別に現実的な事実というのを分けて整理をしていかないと、うまく進まないんじゃないかなと。気持ちばかり、クライエントの心理的事実にばかり目を向けていると、そこばっかり、「できない、できない」「やだ、やだ」とか「つらい、つらい」というところに、一緒にはまって巻き込まれやすいなって。私はそうだったなって。〟

という語りが示すように、「事実のすくいあげ」として認知の偏りやネガティブな思い込みではなく、現実に起きている事実のみをすくいあげて客観的に確認したことが、クライエントにとって考えを整理するのに役に立ったとの語りが多数得られました。客観的な視点、多面的な視点を持つことの重要性が示唆されています。

また、クライエントの将来のキャリアや希望する職種など「将来展望」について考える時間を取り、仕事へのモチベーションを高める介入が役に立ったとの語りも得られました。現状への不満を扱うのみでなく、より長い目で将来展望を考えたときに、今ここで何をすべきか、現在の仕事で何を学んでおくと将来に役立ちそうか、といったことをセラピー場面で冷静に考えることが有効のようです。

今のままではクライエント自身が損をしており、他者ではなく自分の言動を変えることが結局は自分のメリットになるのだという「自己変容のメリット」に気づかせる働きかけをおこなったセラピストも複数見られました。他罰的なことばかり訴えるクライエントを傾聴するばかりでは、前述したとおり、面接において「らちがあかない」状況に陥ってしまうかもしれません。以下のような語りも得られています。

〝他罰的なところが強くて、そこがトラブルの元になっているのだとしたら、やっぱ、そこのところを変えていかないと。トラブルは減らないし、トラブルが減らないとうまくやっていけないですよね。〟

もちろん傾聴は大切ですが、セラピストとしてはクライエントにとってプラスとなる方向に導きたいと考える場合が多いようです。ただ、これは

〝アプローチの仕方として、極端に言うと、「あなたが変わるべきですよ」っていうことではなくって〟

という語りが示すように、セラピストのほうからクライエントに何らかの指摘や批判をするという意味ではありません。それはセラピストの考え方や価値観を押し付けることになりかねません。それよりむしろクライエント自身が〝こうするとクライエントにとって、こんないいことがあるかもしれない〟と具体的に気づくように支援するのが有効なようです。他者や組織のためではなく、あくまで自分にとってのメリットを享

受するためと考えると、他者の話に耳を傾けたり、柔軟な態度を示したりすることへの抵抗感が薄らぐのかもしれません。

ここまで説明してきた、「セラピストの気持ち・感情」から「個人的介入」への流れを図に示すと図10－2のようになります。

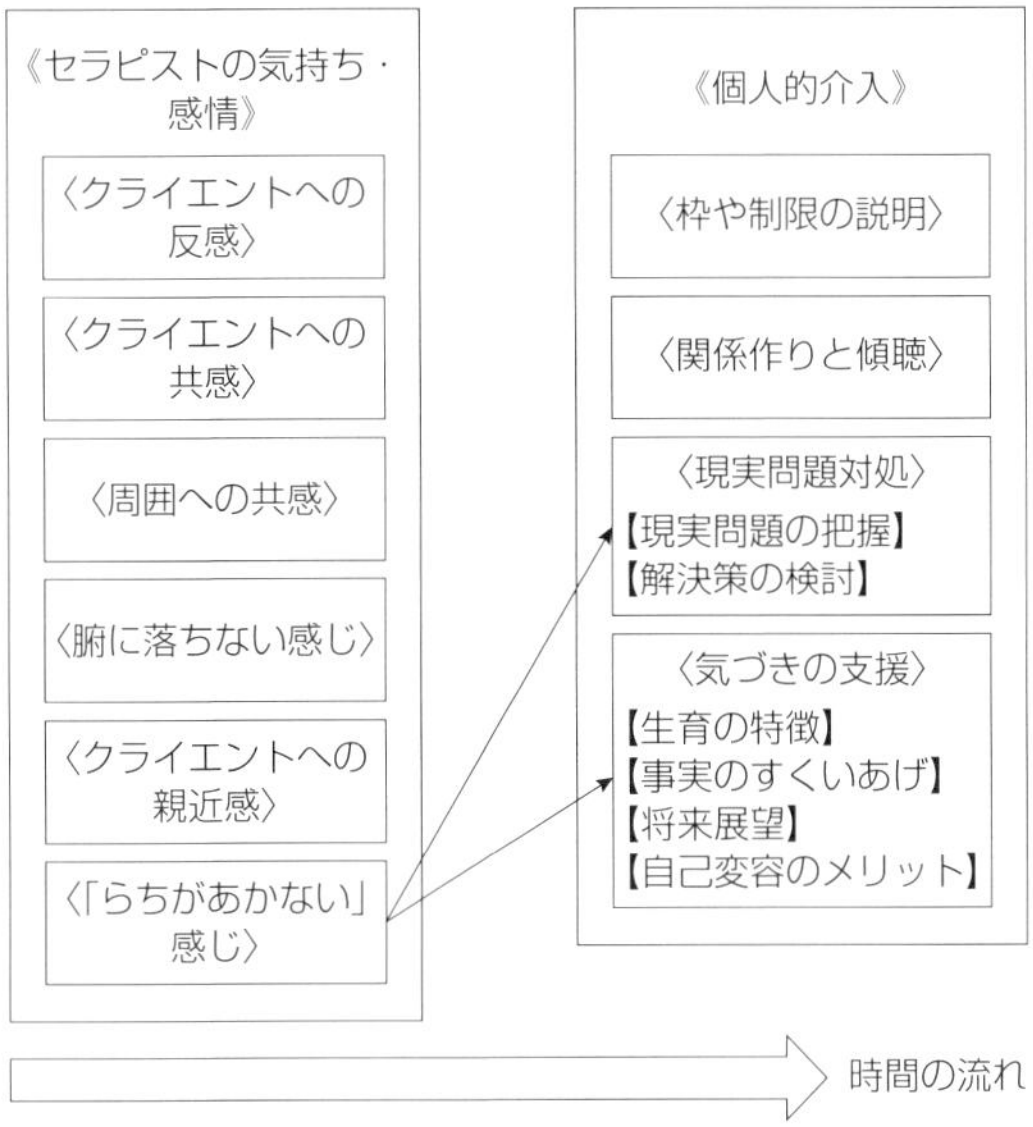

図10－2　「セラピストの気持ち・感情」から「個人的介入」への流れ
出所：中野（2015b）

連携による介入

これまで「個人的介入」について説明しましたが、企業内の相談室に勤務するセラピストからは、他職種の方々と連携による介入が不可欠であるとの語りが多く示されました。連携による介入に関して生成されたカテゴリーを一覧にすると、表10－4のようになります。

セラピストが連携する相手としては、上司、人事部、医療（医師や産業医）の三つが挙げられました。

「上司との連携」に関しては、クライエントに対して「業務調整」と「叱咤激励」を上司に担当してもらうとうまくいった、

表10－4　「連携による介入」に関するカテゴリー

カテゴリーグループ	カテゴリー	サブカテゴリー
連携による介入	上司との連携	業務調整
		叱咤激励
		上司への心理教育
	人事部との連携	会社の枠の説明
		異動などの環境調整
	医療との連携	医師による説教
		症状悪化の防止

出所：中野（2015b）

という体験が語られました。「叱咤激励」については、

〝なんでカウンセリングのなかでやろうとしなかったかというと、褒めつつ叱ってるんですよね、その人の介入って。「キミならできるよ」みたいなことも言ってるけど、すごーく言葉を要約すると、「あなた何わがまま言ってるの？」みたいな。〟

という語りが示すように、クライエントの仕事ぶりをよく知っていて、管理者の立場にある上司だからこそできる対応であると言えます。

同時に、セラピストによる「上司への心理教育」も効果的であることが示されました。具体的には、「新型うつ」に関する情報提供や、

〝叱るときも、できている点を褒めることを忘れない〟

など、具体的な実際の関わり方のアドバイスなどを指します。傷つきやすさを有する人に、「やる気を出せ」「もっとタフになれ」といった精神論を説いたり、「そんなに弱い神経では、この先やっていけないぞ」と脅したりするのは、余計に傷つきを増すのみで逆効果であることなどを、十分に説明する必要があると言えます。

また、「人事部との連携」も重要であることが示されました。人事部に休職制度や有給休暇などに関する「会社の枠の説明」や「異動な

どの環境調整」を担当してもらい、有給期間がいつまでなのか、異動が可能なのか、どこまでの要求を会社側が受け入れられるのかなどを明確にクライエントに説明してもらうのが有効だったとの語りが示されました。この場合、人事部の担当者は必ずしも当該社員に対して同情や共感あるいは叱咤激励などを行う必要はありません。感情に訴えかけたり刺激したりせず、実務について淡々と説明するほうが、トラブルは起こりにくいと考えられます。

「医療との連携」としては、企業内の相談室の場合、産業医との連携が重要であることが多く語られました。産業医と協力することで「症状悪化の防止」ができるとともに、産業医とセラピストとでクライエントに対する見立てや対応方針を共有することが非常に大切との語りが得られています。また、ときには「医師による説教」がうまくいくこともあると語られています。もちろん、これは人格を否定するような説教や叱責ではなく、あくまで専門家の立場から事実をはっきり伝えることを意味します。これ以上休んでも状態は改善しないであろうこと、無理をしない程度に仕事をするだけの体力はあることなどを、あくまで専門家の意見として、医師から明確に言ってもらうのが有効だったようです。

4 心理職が気を付けたいと思うこと

セラピストが実際に「新型うつ」の事例を担当した場合、最初に受ける印象、それから生じるセラピストの気持ち・感情、実際に行った個人的介入および連携による介入を紹介してきました。それでは、介入が終わり、「新型うつ」の事例全体を振り返った際に、セラピストはどのような感想を持つのでしょうか。その事例を担当したことで、セラピストが得た気づきや学びはどのようなものなのでしょうか。今後また「新型

表10－5　「セラピストの体験・感想」に関するカテゴリー

カテゴリーグループ	カテゴリー	サブカテゴリー
セラピストの体験・感想	傾聴の効果	来談意欲強化
		愚痴の吐き出し
	クライエント理解の深まり	つらさの理解
		混在した気持ちの理解
	クライエントの漸進的気づき	強みの気づき
		目標の気づき
		状況の客観的理解
	積極的介入の難しさ	現実応用の難しさ
		直面化の難しさ
	セラピストのジレンマ	面接の行き詰まり
		セラピストの焦り
	外部圧力の有効性	甘い現状の打破
		良い意味での焦り
	セラピストに必要な心構え	気長な構え
		陰性感情の制御
	連携の効果	クライエントの満足感
		背中押しの実現
		包括的な対応
	連携の難しさ	相談室の独立性
		企業側の都合
		クライエントによる開示拒否

出所：中野（2015b）

うつ」の事例を担当することになるとしたら、セラピストは自身の体験を振り返り、どのようなことに気を付けたいと思っているのでしょうか。表10－5に、「セラピストの体験・感想」として概念をまとめたカテゴリーの一覧を示します。

傾聴の効果

何よりも、クライエントとの良好な関係作り（ラポール）の大切さを感じたとの語りが多く得られています。セラピストが個人的介入として「関係作りと傾聴」を行ったことにより、クライエントが愚痴を吐き出すことができ（「愚痴の吐き出し」）、ストレス低減につながったり、セラピストとの良好な関係が「来談意欲強化」につながったりといった効果が見られたようです。

クライエント理解の深まり

また、

〝ずる休みをしているんじゃないかとか、そういう疑念が最初のうちはゼロではなかったと思うんですけど。そういうものはむしろ低下していったような気がしますね。〟

というように、怠けではなくクライエントが本当に苦しんでいると理解できた、といった「クライエント理解の深まり」を語ったセラピストも複数見られました。また、会社に行きたいけれど行きたくない、自分の至らなさを自覚しているけれど認めたくない、といった両価的な気持ちを持っているクライエントの辛さを理解できた、単純に他者を責めているだけでなくクライエントの内には様々な複雑な思いがあることを知った、というように「混在した気持ちの理解」についても語られました。

「気づきの支援」を行ったことについては、「クライエントの漸進的気づき」につながったと考えられているようです。クライエント自身が

クライエントの漸進的気づき

〝クライエントのなかの心理的事実と現実的な事実を分けて整理〟

できるようになる効果もあったようです。これは、クライエントが状況について、感情に影響された主観でなく、客観的に理解できるようになったと考えられます。また、過去を整理して考えることで自分の得意なことや強みに気づけたこともあったようです。さらに、自分はこの先どんな仕事をしたいのか、そのためには今何をすべきかなど、「目標の気づき」を得られたケースもあるようです。これは第7章で扱った研究で作成されたカテゴリー「将来展望の不明確さ」（自分が今後何を目指したいのか、どのような働き方をしたいのかといった将来展望が不明確なまま、仕事に対する嫌悪感や恐怖感に従って職場を回避し続けている状態）への対処にもなっています。

〝「そこでどんな感情になったの?」って言うと、「すごいイラついた」とか色々出てくるので、「そこでどうしてそんな風に感じたんだろう」って言いながら。これは私の自己流っていうか、今までの経験から。そうすると本人から「そういう風に考えていけば、少しはラクなのかな」って。〟

というように、「気づきの支援」は認知の変容に至るケースもあることが示されています。

積極的介入の難しさ

一方で、クライエントに対して「気づきの支援」を行ったセラピストのなかには、「積極的介入の難しさ」を実感したとの語りも多く得られました。例えば、物事の捉え方は一つだけでなく、色々な見方があるということへの気づきを支援するために、認知行動療法の技法の一つである認知再構成法を試したところ、

〝最初ちょっとCBTの認知再構成とかやってみたんですけど、その場ではなんか、「なるほど」ってなるんですけど…。〟

というように表面的な理解で終わったという語りもありました。また、セラピストの問いかけに対して〝模範解答的なことが言える〟一方で、クライエント自身のエピソードや生活に当てはめて考えたり応用実践したりするのが難しいという「現実応用の難しさ」が挙げられました。また、

〝仕事を続けながらカウンセリングをするっていう意味で、内面を掘り下げていって、不安定な状態にさせてしまうと、(仕事やカウンセリングを) 休んでしまう可能性もある〟

という語りや、他罰傾向の強いクライエントの場合、反省すべき点などについてセラピストが積極的に扱いクライエントに直視させようとした場合に、クライエントが反発したり来談しなくなったりという「直面化の難しさ」の語りも多く得られました。第7章において、「内省の特徴」の一つとして「漠然とした自覚」がありましたが、そこをセラピストが直接指摘するのはあまり望ましい結果を生まないようです。あくまでもクライエントが自分で気づきに至る必要があると言えます。漠然と自覚していることを、職場のことをよく知らない、上司でもないセラピストにズバッと指摘されれば、反発したくなるのも当然かもしれません。

セラピストのジレンマ

こういった「積極的介入の難しさ」に対してセラピストは「セラピストの焦り」や「面接の行き詰まり」など「セラピストのジレンマ」を感じやすいことが示されました。

〝他罰の話を聴くばかりになって〟

しまい、セラピーに何の意味もないと感じるセラピストや、クライエントに何の改善も見られない場合、面接室に

〝せっかく来てもらっているのに成果がでない〟

と申し訳なさや焦りを感じるセラピストが少なくないことが示されました。

外部圧力の有効性

セラピーにおいては積極的介入が難しいと考えるセラピストが多い一方で、「外部圧力の有効性」の主張も複数見られました。例えば、家族に甘えられる環境から離れて入院したところ、病院から会社に通えるようになった例や、腫れ物のように対応されることに慣れ、出社のプレッシャーのなさに甘えていたクライエントが、甘えることが不可能な環境におかれたことで頑張る力がでてきたという例などが「甘い現状の打破」として語られました。また、「うつ病」患者の集まりに参加し、仲間が復職していく姿を見て「良い意味での焦り」を感じ復帰のモチベーションが高まったという語りも得られました。メンタルヘルス不調で休職している人が集まる当事者会というのは、他者の悪口や愚痴の言い合いに終始してしまうのではないかと

危惧する人もいるようですが、実際はそうではなく思いのほか効果があるようです。

連携の効果

「連携の効果」としては、クライエントへの「包括的な対応」が可能になるという語りが最も多く得られました。上司や人事部や医療専門職とセラピストが役割分担をすることで、多面的な視点で事例全体に手厚いケアができるという効果が期待できます。また、セラピスト以外の支援も併せて受けることが可能となり、「クライエントの満足感」が高まるという語りも得られました。上司が〝褒めつつ叱る〟といった対応を試みた結果

〝つらさや怒りだけでなく、潰れてたまるかというやる気も語られるように〟

なったという「背中押しの実現」も複数語られました。

〝医者がズバっと言って、ちょっとこっちがフォローみたいな方が。臨床心理士がズバっと言って医者がフォローっていうのはあまりイメージが湧かないので。そうですね。精神科医の先生に言ってもらうときは、こちらがフォローかな。〟

というように、ときには医師に率直に厳しい意見を言ってもらうことで、上司による背中押しをさらに強化することが可能なことが示されました。このように、第4章で扱った上司による「背中押し行為」も、他職種からのフォローを得られる連携のなかで行うほうが効果的であると考えられます。

連携の難しさ

「連携の効果」が主張された一方で，「連携の難しさ」も複数語られました。企業外クリニックの場合は特に，セラピストのいる「相談室の独立性」があり，企業側に連絡をとること自体困難なことが多いし，人事異動や勤務体制などについては「企業側の都合」も考慮しなければなりません。企業はあくまでも組織全体を考慮した決定を行う必要があるため，たとえ「新型うつ」の状態改善のために望ましいことでも，すべての要望に対応できるとは限りません。セラピストは人事部とクライエントの板挟みという難しい立場に立たされることもあります。また，セラピーの内容を上司や同僚に知られたくない，あるいはセラピーを受けていること自体を知られたくない，といった「クライエントによる開示拒否」を受けることも少なくありません。

「新型うつ」の事例に関わる際の「セラピストに必要な心構え」としては，「陰性感情の制御」が非常に重要と語るセラピストがほとんどでした。なかには

〝じっくり聞けば良かったのに，少し社会人としての話をしたりして，ちょっと，普通は提案をしないのに，ちょっと提案をしてしまって。〟

というように，他罰傾向の強いクライエントに陰性感情を持った結果，指示的な提案をして，クライエントが面接に来なくなってしまったという体験も語られました。

また，気づきの獲得には時間がかかることを覚悟して

〝クライエントさんのペースで，あの，本当に忍耐強くやっていくっていうことを学んだかなという

感じです。〟

というように、「気長な構え」も大切との語りも多数得られました。例えば認知行動療法では、一回の面接が一時間程度なら、大体10回～15回程度で介入を終結することを想定します。行動、考え方、感情、身体症状などが互いにどのように影響し合っているか把握したり、考え方のクセが適応的でない場合に、別の考え方を探ったりといったアプローチを行ったりもします。「新型うつ」の場合、このような介入を行う場合も通常よりも長く時間がかかると覚悟した方が良いのかもしれません。

図10-3は、本章でご紹介してきた研究の全体モデル図です。カテゴリーグループを《　》、カテゴリーを〈　〉、サブカテゴリーを【　】で表記してあります。

本章の研究では、「新型うつ」ケースを担当したときの体験を聞くことで、セラピストがクライエントに対して持った印象、気持ち、実施した介入法、感想など、心理支援の実際をみてきました。インタビュー調査では、セラピストの失敗体験や難しかった介入法などについても語られています。このような体験を踏まえて、「新型うつ」のクライエントを担当したセラピストは、どのような介入を行うことが最も効果的で理想的だと考えているのでしょうか。自らの失敗体験や得られた教訓をもとに彼らが考える望ましいセラピーの流れとはどのようなものなのでしょうか。

第11章では、「新型うつ」のクライエントを担当した経験を有するセラピストが考える「望ましい介入」について検討した研究をご紹介したいと思います。本章と合わせて、「新型うつ」に対するセラピストによる介入や他職種との連携のありかたを考えたいと思います。

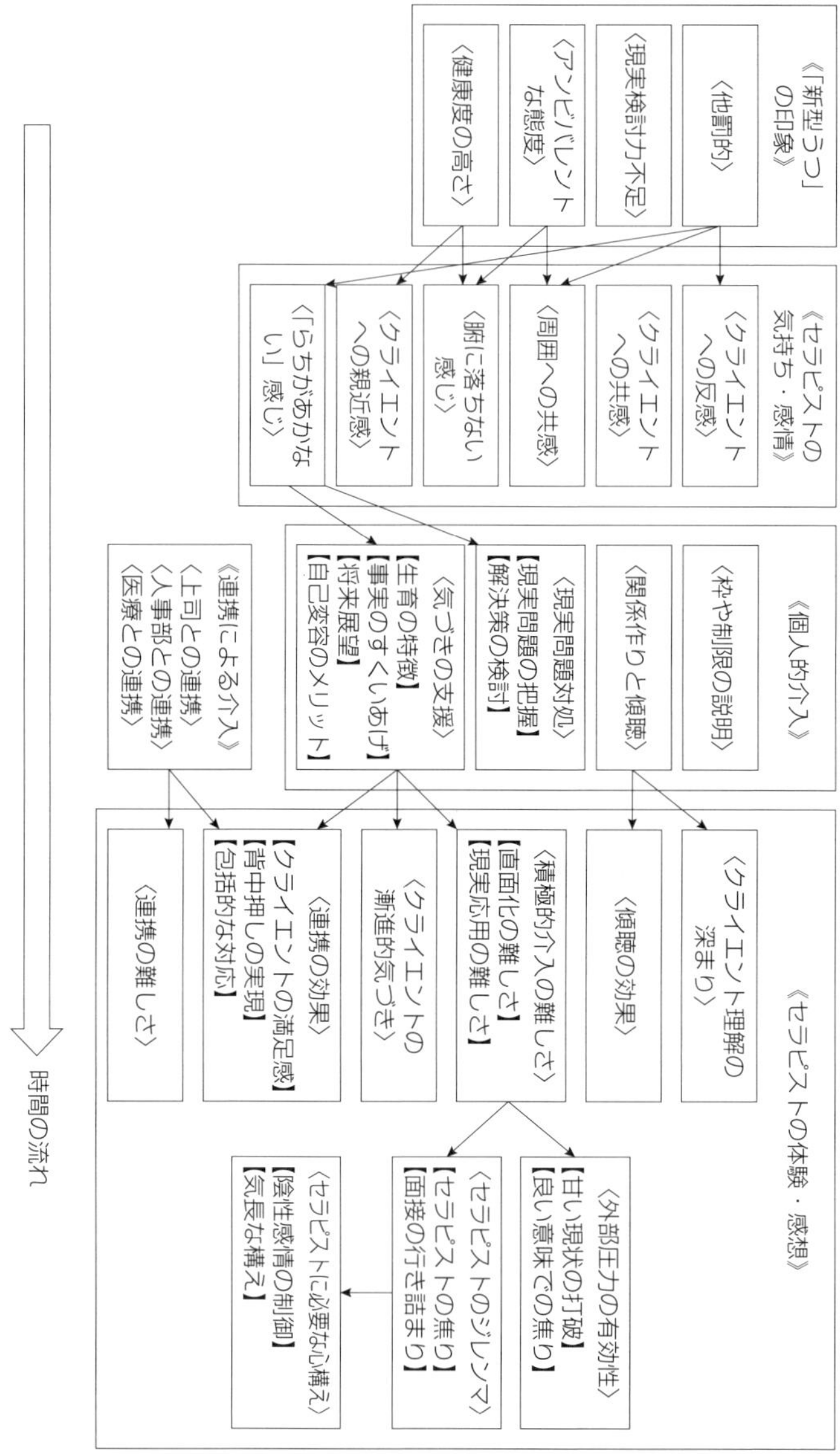

図10-3　「新型うつ」への心理支援の実際　モデル図

出所：中野（2015b）

第11章 「新型うつ」の心理支援には何が必要か

これまで見てきたように、職場における「新型うつ」への対応としては、従来型のうつ病対策のように「叱咤激励をしない」「十分に休養させる」対応では不十分であり、より積極的な関わりや当人の社会人としての成長支援の促進が必要であることが示唆されています。それでは、臨床心理士や産業カウンセラーなどセラピストには、「新型うつ」に対してどのような介入を行うことが求められるのでしょうか。これについて述べた文献はあまり見られません。産業医としての対応については、澤田（二〇一三）が、若年者でうつ状態を呈する者で、職場環境に不適応を起こし、休職後は速やかに改善して自らの趣味や活動にエネルギーを注ぐといった患者群への対応を述べています。それによると、完全に本人の希望通りの環境を提供することは必ずしも好ましくなく、「社会環境が急速にスピード化しているなかで、どの企業も個々の社員に負担がかかるようになってきている。社員として勤務する以上は、ある程度はプレッシャーのある環境で働かざるを得ない時期もある。もしかしたら、他の会社の状況よりは良いかもしれない」と教育的に指導することがときに必要かもしれないとのことです。そして、「ときにはストレスのある状況も、生きていくうえでは避けられないものである」「ストレスをある程度、抱えていきながら生きていかなければいけない」とい

表11－1　新型うつ病の患者に対する言葉かけの例

- 「うつ状態にありますが，典型的なうつ病とは異なる印象で，薬ですっきりよくなるような印象ではないように思えます」
- 「薬物療法が劇的に症状を改善する可能性はあまり高くなく，現状の生活を続けながら（あるいは一旦は休養したとしても，元の生活を続けながら）回復を目指していく必要があります」
- 「多少つらくても，仕事ややるべきことをしながら回復を目指すことが必要かもしれません」
- 「急性期の症状は改善してきているので，好きなこと（ゲームや旅行）をするというよりも，仕事に戻るためにリハビリテーションをしていきましょう」

出所：澤田（2013）

うメッセージを教育的に伝えていくべきと主張しています。

表11－1は、澤田（二〇一三）が示した「新型うつ病の患者に対する言葉かけの例」です。「新型うつ」患者の担当医師や産業医は、患者の話をしっかり傾聴しながらも、職場の上司と同様、ときには患者に対して問題の直面化やアドバイスなどを行うことが必要であると考えられています。

本章でご紹介する研究では、「新型うつ」のクライエントを担当したときの体験を踏まえ、セラピストはどのような介入を行うことが効果的と考えているのか、彼らが考える望ましいセラピーの流れを明らかにし、セラピーにおける「新型うつ」介入のありかたを検討する際の参考とすることを目的としています。

本研究では、私が創作した架空の事例を用いたインタビュー調査を行いました。「新型うつ」の特徴五項目のうち、以下の四項目

・他者配慮に欠ける
・対人関係トラブルがうつの原因となっている
・他責傾向にある
・仕事を怠けているように見えるときがある

を満たす架空の事例を調査協力者に提示しました。その後、その事例にどのように介入するのが効果的と思うか意見を求め、調査協力者が考える望ましいセラピーの流れを探っていきました。

第10章の研究と同様に，「新型うつ」ケースを担当した経験を有する心理職の専門家であることが調査対象の条件です。また，本研究の対象とするのは，自由に語られる内容に対して研究者が臨機応変に質問し，内容を深めていくことによって得られる情報です。質問紙調査の自由記述欄などでは十分な情報を得ることが難しい複雑なものであることが予測されたため，研究方法として質的研究法を用い，得られた言語データの分析方法としては，第7章および第10章の研究と同様，ＧＴＡを用いました。

本研究は，工程を三つのステップに分けて行いました。ステップ1では，企業外のクリニックや病院に勤務している臨床心理士，ステップ2では，企業内の心理相談室に勤務している臨床心理士または産業カウンセラー，ステップ3では，ＥＡＰ企業に勤務する臨床心理士または産業カウンセラーを対象にインタビュー調査を行いました。ちなみに，ＥＡＰとはEmployee Assistance Program（従業員支援プログラム）という職場のメンタルヘルスサービスで，企業が内部に設置する場合と，外部のＥＡＰ企業に委託して社員の悩み相談に対応する場合があります。本研究のステップ3で調査対象としたのは，外部ＥＡＰ企業に勤務している人たちです。

1　企業外クリニックに勤務している臨床心理士

ステップ1の対象者は，企業外のクリニックまたは病院に勤務している臨床心理士でした。ここで，「最初に」「現実問題対処」「セラピストの態度」「懸念事項」といったカテゴリーグループが生成されました。

最初に

「症状の確認」と「目標設定」が「最初に」すべきこととして挙げられました。「症状の確認」については

〝突然会社を休むことも多いって書いてあるので。いつぐらいから休み始めているのかとか、うん。そんな感じの。〟

〝えと、一番、最初にやるとしたら、症状を聞くことと、休みぐあいをもう少し具体的に聴きますかね。〟

といった語りが得られました。

「目標設定」については、

〝「どうしたいですか？」をまず聞く。この面接の場をどうしましょうかっていうところをたぶん詰めると思います。〟

〝どういう復職をしたいかっていうのを話し合うんじゃないですか。同じ職場に戻るのか、違う職場なのか。こっちから出す条件があるのか、向こうから出す条件があるのか。会社変わりたいのかとか、いつまでに復職したいのか、とかっていう話をしたい。〟

という語りが示すように、クライエントの愚痴をただ聴くだけに終始しないためにも、これから始めるセラピーでは何をしたいのか、ということを明確に決めておくことが重要と考えていることが伺えました。

現実問題対処

また、「現実問題対処」としては、

〝朝行こうとすると頭痛とダルさに襲われると。おそらくここらへんを詳しく聞いていくでしょうね。頭痛とダルさ。いつ、どこの時点で？朝起きた時にそうなるのか、家を出ようとした時なのか、電車に乗る時なのか。そういったことを聞いていって、えー。まあ、もしそのパターンがあればそういうのを明確にしていくでしょうね。〟

のように、「事実確認」と「見立ての共有」からなる「問題の共有」をまず実施するという語りが得られました。また、

〝会社に行けるようになるための、色んな課題が出てくると思うんですけど。〟

〝何のためにどの課題をどんな風にやるのか。〟

というように、「行動計画作成」と「計画の実行」という「解決策の検討」をし、行動計画を実行した後に

〝つまり、そうだな。何かやっぱ行動やってみて、本人がその後どう感じるかっていう、そっちの方を注目したいですよね。〟

というように、環境や気持ちの変化などを確認する「行動後の振り返り」をするという意見が得られました。

また、「気づきの支援」を構成する「自己理解」「現実的に無理なこと」「嫌悪対象の分析」「相手の視点取得」というカテゴリーも生成されました。ただ、ステップ1の時点では、これらカテゴリーは「気づきの支

援」というカテゴリーグループになっておらず、それぞれが独立したカテゴリーとして生成されています。「自己理解」には、エピソードを色々聞いて、他者の発言をどう受け止める傾向にあるのかセラピストとクライエントが一緒に考える「考え方のクセ」という介入が含まれます。これについては、認知の変容、つまり自分の考え方を変えるところまで至らなくても、自分の考え方を見つめる機会になれば良いとの語りが得られています。また、クライエントの生育歴を簡単に聴き、

〝今までそういう、目上の人っていうんですか。その、体育会系とかね、そういう経験はないんですね、とか。〟

のようにさりげなく「経験の特徴」を確認することも挙げられました。現実的に無理なことについては、

〝魔窟に戻るわけなんですね、と。どうなったら戻れそうなんですか？と。「アイツら（上司や同僚など、気に入らない人たち）が全てとっかえになれば」って話になるじゃないですか。で、「それ現実的に無理でしょ」みたいな話をちょっとずつ入れていくんじゃないですか。〟

〝で、我儘というか、たぶん現実的に無理だろうというところがあると思うので、「それって現実的に難しくないですかね？」って投げかけてみるとかして。〟

というように、クライエントを否定するのではなく一般論としてカジュアルな感じで伝えるという語りが複数得られました。

懸念事項

ステップ1では、「懸念事項」についての語りも多く得られています。具体的には、「ドロップアウト」と「セラピストへの不満の溜め込み」カテゴリーが生成されました。不満の溜め込みとは、セラピストが自分の味方をしてくれない、などの不満をセラピストに直接言うことがなく、結局セラピーの内容が深まらない状態を指します。不満を溜め込んでクライエントが不機嫌になり、セラピストの問いかけに「別に」「わかりません」などとそっけない返答しかしなくなることもあり得ます。当然セラピーは進まず、セラピストもクライエントがなぜ不機嫌なのか、どのような不満を持っているのかわからないままです。

第11章のステップ1の調査協力者は企業外クリニックで働くセラピストだったためか、連携についての語りは出てきませんでした。そこでステップ2では、企業内の相談室など、企業の内部に入って活動しているセラピストを対象に、「企業側との連携についてどう思うか」といった質問を追加し調査を継続することとしました。

2　企業内の相談室に勤務している臨床心理士・産業カウンセラー

ステップ2では、企業内の相談室に勤務している臨床心理士や産業カウンセラーを対象にインタビュー調査とデータ分析を行いました。その結果、「気づきの支援」や「上司との連携」などがメインの介入に追加されました。

「気づきの支援」は、前述のステップ1で生成された「自己理解」「現実的に無理なこと」「嫌悪対象の分析」「相手の視点取得」というカテゴリーをまとめてカテゴリーグループにしたものです。

企業内で働くセラピストを対象にしたステップ2では，「上司との連携」というカテゴリーグループが生成されました。これは「具体的な指示の依頼」と「ポジティブフィードバックの依頼」カテゴリーで構成されます。「具体的な指示の依頼」は，例えば

〝何かをこう注意するにあたって，ちゃんとピンポイントで，ここはできているけど，ここの部分だけ，ダメじゃなくて，こうした方がもっと良くなるんじゃないかっていう改善案の方にしてほしいっていうのは話しています。〟

というように，「新型うつ」の特徴が見られる部下の仕事ぶりを注意する際，できていない点のみを指摘するのではなく，どうすればよくなるかを具体的に指示するよう，上司に依頼することを指します。また，「新型うつ」の人は他者の発言を「自分を否定された」と過度にネガティブに受け止める傾向があるため，「ポジティブフィードバックの依頼」として，ネガティブな面のみでなくポジティブな面も積極的にフィードバックするよう上司に依頼するという対応が挙げられました。ステップ2の調査協力者は全員企業内の相談室に勤務しており，普段からクライエントの上司と連携を取って活動していることが窺われます。

また，ステップ2では「最初に」行うべきこととして，「医療との連携判断」カテゴリーが追加されました。

〝医療にリファーするかっていうのは早い段階で決めないといけないかなっていうのは。必要であれば。〟

という語りが示すように，医療の紹介は早い段階で決めるべきとの意見が得られました。企業外のクリニッ

クに勤務するセラピストを対象としたステップ1では、当然このカテゴリーは出ていませんでした。既に医師による診察を受けている患者をクライエントとして担当しているため、医療機関へのリファーを判断する発想は出てこなかったようです。

また、ステップ2では「自己理解」カテゴリーに「強み」というサブカテゴリーが追加されました。これは

〝(上司や同僚)だけの評価だけじゃなくて、もっと広い目で見たら、もっとちゃんと評価されているんじゃないかなって。あと、自己評価の点で、自分に対する評価。このかた自己評価高いですけど、具体的にできているところ(を確認すべき)。〟

という語りが示すように、たとえ自己評価が高い場合であっても、できている所を具体的に話題にして、クライエント自身の強みを自覚してもらうことを指します。

また、「懸念事項」というカテゴリーグループに、

〝すごく依存されてしまう可能性もあるかなと。ここ(相談室)で色々聴いてくれるから、評価してくれるから。この場に依存されないかって〟

という語りに代表される「セラピストへの依存」が追加されました。

ちなみに、ステップ2において、「ドロップアウト」というカテゴリーは、「セラピストへの不満の溜め込み」の結果生じるものであると考えられたため、この二つのカテゴリーを統合しました。

3　EAP企業から派遣されている臨床心理士・産業カウンセラー

本研究のステップ3では、EAP企業から派遣されて企業内でセラピーを行っている臨床心理士と産業カウンセラーをインタビューの対象者としました。

この場合、セラピストと企業（人事部や上司）との距離感は、企業外クリニックのセラピストと企業内の相談室で勤務しているセラピストの中間あたりで、特に企業との連携については幅広い語りを得ることができました。ステップ3では私がモデル図として表した仮説の確認を行いながらインタビュー調査を実施しています。なお、インタビューが誘導的にならないよう、調査協力者にはモデル図を見せずにインタビュー調査を行いました。さらに、ステップ3では第10章でご紹介した研究と同様、「気づきの支援」の内容と、認知再構成など認知変容を目指す介入がどの程度異なるのかにも注目してインタビュー調査と分析を進めました。

ステップ3では、「懸念事項」カテゴリーグループに、「セラピストへの拒絶」カテゴリーが追加されました。これは、

〝それはダメだよって言うときもあるんですよ。でも、それを一番嫌うから。〟

〝「(カウンセラーが）自分のことをわかってくれない」となるかも。ルールとかそういうのをきちっと言ったときかな。休んでもいいと、遅刻しても何してもいいんだって思ってると。〟

という語りが示すように、セラピストが少しでも諭すようなことを言ったり説教的な口調になったりすると、

クライエントが不満を溜め込むところまで行く前に、セラピストを全面的に拒絶してセラピー自体が中断となってしまうかもしれない、という懸念を指しています。

ステップ3では「気づきの支援」内の「現実的に無理なこと」というカテゴリー名を、「要望の実現可能性」という名称に変更しました。これは、セラピストが「現実的に無理なこと」と最初から決めつけている印象にならないようにするためです。このカテゴリーは、クライエントの望みが現実的に可能かどうかをセラピストとクライエントが一緒に客観的に考える時間を持つ、という対応を指しています。

4　心理職が考える「新型うつ」に必要な心理支援

分析の結果、最終的に七つのカテゴリーグループ、二五のカテゴリー、一六のサブカテゴリーが生成されました。表11－2に、生成されたカテゴリーグループ、カテゴリー、サブカテゴリーの一覧を示します。図11－1に示すのは本研究のモデル図です。

本研究の調査協力者であるセラピストが考える、「新型うつ」に必要な心理支援の流れを説明します。

最初に

セラピーを開始したら、まずは「症状の確認」をし、セラピーにおける「目標設定」をし、併せて「医療との連携判断」を行うべきというのがセラピストの共通した意見でした。

表11－2　作成されたカテゴリーグループ，カテゴリー，サブカテゴリーの一覧

カテゴリーグループ	カテゴリー	サブカテゴリー
最初に	症状の確認	
	目標設定	
	医療との連携判断	
関係作りと情報収集	ラポール形成	
	「うつ」の経緯	
	愚痴を聴く	
	クライエントの思考の理解	
	現状の把握	
現実問題対処	生活リズムの確立	
	問題の共有	事実確認
		見立ての共有
	解決策の検討	行動計画作成
		計画の実行
	行動後の振り返り	環境の変化
		気持ちの変化
	再発防止策の検討	
上司との連携	具体的な指示の依頼	
	ポジティブフィードバックの依頼	
気づきの支援	自己理解	考え方のクセ
		経験の特徴
		強み
	要望の実現可能性	
	嫌悪対象の分析	気に入らない部分
		評価する部分
	相手の視点取得	
懸念事項	セラピストへの不満の溜め込み	
	セラピストへの拒絶	
	セラピストへの依存	
セラピストの態度	焦らない	クライエントのペースで
		大きな変化を目指さない
	気持ちの受け止め	言葉を否定しない
		他者の肩を持たない
		陰性感情の制御
	休みを勧めない	

出所：中野（2015b）

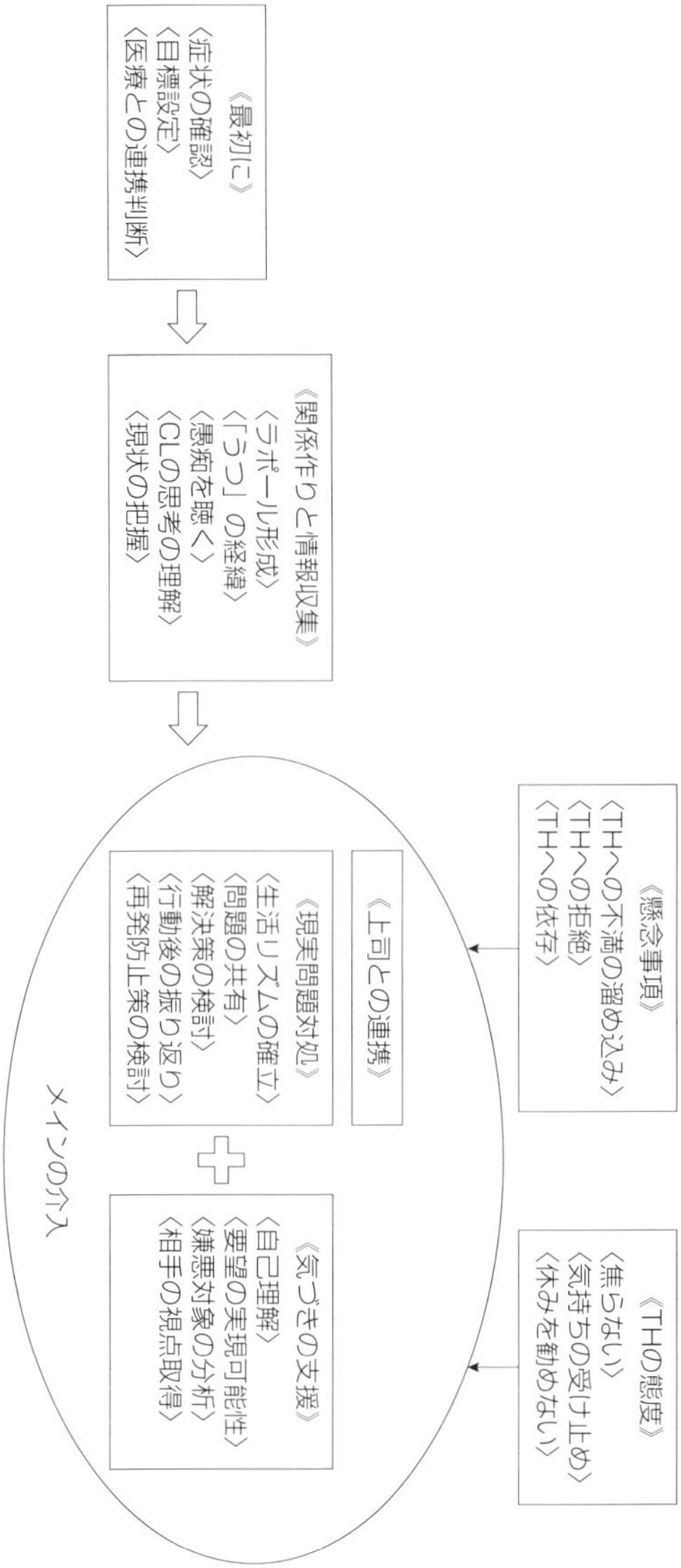

図11-1　心理職による「新型うつ」への望ましい介入　モデル図

出所：中野（2015b）

関係作りと情報収集

セラピーの初期は、クライエントとの「ラポール（信頼関係）形成」に努めることが大切というのがセラピストに一致した意見でした。同時に、症状についてしっかり査定するためにセラピーの初期段階で「『うつ』の経緯」を確認することや「現状の把握」をしておくことも重要であるとの意見が多くあがりました。クライエントとの関係作りのためには、クライエントの「愚痴を聴く」ことや「クライエントの思考の理解」に努めることも重要であるとの見解が示されています。これらにより、クライエントが何に不満を持っているのか、物事の受け止め方や考え方について、どのようなクセがあるのか把握可能になると考えられます。

現実問題対処

「新型うつ」に対するメインの介入は、職場においてクライエントが実際に困っている問題について対処法をクライエントとセラピストが一緒に検討するという現実的対処を挙げるセラピストがほとんどでした。具体的には、睡眠や食事などを含む「生活リズムの確立」と、現実場面において何が問題になっているのかクライエントとセラピスト間で「問題の共有」を行い、苦手な人とどのようにどれくらいの距離感で付き合えばよいかを考えたり、社会的および物理的資源を検討したり、相談に乗ってくれそうな人を探してみるなど、具体的な「解決策の検討」を行うことを指します。そして、行動実験のプログラムのような形で解決策を実行し、実施後に環境やクライエントの気持ちや体調に何か変化が生じたか「行動後の振り返り」を行います。体調や気分など状態が改善した後は「再発防止策の検討」も重要であるとの語りも得られました。

上司との連携

企業内の相談室でセラピーを行う場合、可能であれば上司とも面接を行い連携することが望ましいとの意見が複数得られました。具体的には上司に対して「新型うつ」についての心理教育を行い部下の状態について情報提供するとともに、クライエントに対する関わり方の方針を共有することが有効との見解が得られました。

気づきの支援

メインの介入として当面の現実問題に直接対処することを支援するのと同時に、「新型うつ」ケースでは可能であれば「気づきの支援」の実施が望ましいと考えるセラピストが多いことが示されました。具体的には、「自己理解」としてクライエントの「考え方のクセ」「経験の特徴」「強み」などを振り返って確認することが、今後のキャリアを検討するうえでも重要であると語られました。また、会社、上司、同僚などに対する他罰的発言や要望については、その要望が現実的に受け入れられる可能性があるのか「要望の実現可能性」を冷静に検討することも必要であるとの見解も得られました。その際は、その要望を直接否定するのではなく、個人に対する批判と受け取られないよう一般論として伝えること、例えば〝みんなに好かれたいなどというのは現実的に無理であること〟を客観的事実として伝えることが必要であるとの主張が見られました。これは、プライドが高く傷つきやすい「新型うつ」のクライエントにとって、受け入れやすい形で伝えられるため有効なようです。さらに、クライエントが嫌悪感を抱いている上司や同僚については、「嫌悪対象の分析」として彼らの「気に入らない部分」と併せて「評価する部分」も冷静に検討し、好き嫌いといった人格全体への主観的評価のみではなく、より広い視点で他者を捉えられるよう支援する必要があると考え

るセラピストが複数いました。また、「相手の視点取得」として

〝最初に愚痴を聞いたあと、次は相手の目線で考えてもらったり〟、〝上司がどういう意味で発言したのか想像して〟

みたりすることも他者理解と人間関係改善のために有効、との語りが得られました。

懸念事項

「新型うつ」に対して上記の介入を行っていくうえでの懸念事項として、クライエントがセラピストへ言いたいことを言えず、セラピストやセラピーに対する不満を溜めこんで面接が行き詰まってしまう「セラピストへの不満の溜め込み」が語られました。また、クライエントがそもそもセラピーを受ける気がない場合やセラピストに対して嫌悪感情を持った場合、「セラピストへの拒絶」が起きることも考えられること、逆に

〝すごく依存されてしまう可能性もあるかなと。ここで色々聴いてくれるから、（セラピストがクライエントを）評価してくれるから。この場に依存されないか…。〟

という語りが示すように、「セラピストへの依存」に対する懸念の語りも得られています。

セラピストの態度

上記の懸念事項の予防という意味でも、望ましい「セラピストの態度」として「焦らない」「気持ちの受

け止め」「休みを勧めない」ことが重要であるとの認識が示されました。焦らず「クライエントのペースで」セラピーを進め、クライエントの認知（考え方）を根本から変えるなどといった「大きな変化を目指さない」ことが大切だという意見が多く得られました。また、クライエントの気持ちを受け止め信頼関係を形成するために、クライエントの語る「言葉を否定しない」ことは絶対であるとの認識が示されました。クライエントの語る内容は、時には他者を責める内容に偏ったり、身勝手なことを言っているように聞こえたり、ついついセラピストも心のなかで「それは違うんじゃないの？」と思うこともあるかもしれません。しかし、クライエントが物事についてどのような受け止め方や理解をしているのか、クライエントの内面で起きていることをクライエントの視点で理解することはセラピーを進めていくうえで非常に大切です。「（このクライエントは）おかしなことを言っているな」と思う場合は、なおさらクライエントはなぜそう考えるに至ったのかを理解するためにも、クライエントの言葉を否定せずに真摯に耳を傾ける姿勢が必要になってくると言えます。上司や同僚とクライエントが対立している場合は「他者の肩を持たない」こと、そしてセラピスト自身のクライエントに対する「陰性感情の制御」も必要との語りが多く示されました。

5 第10章と第11章のまとめ

第10章でご紹介した研究によって、多くのセラピストはクライエントの「会社に行きたいが行きたくない」などのアンビバレンス（両価的な気持ち）や現実検討力の低さに強い印象を受けることが示されました。また多くのセラピストはクライエントの他罰性に反感を抱いたことを認めており、そのうえでセラピストに必要な心構えとして「陰性感情の制御」と「気長な構え」を挙げています。自分の感情を意識しつつ誠実な態度で臨もうとしているセラピストの姿勢がうかがえます。クライエントの言葉を否定しないことや他者の肩を持たないということはセラピーでは当たり前のことですが、他罰傾向の強いクライエントの場合、セラピストは陰性感情を持つ可能性があることを十分に意識し、ことさら焦らずクライエントの気持を受け止める意識が必要と考えられます。また、セラピストの多くは「新型うつ」の特徴を有するクライエントに対して従来の「うつ」とは異なる「腑に落ちない」感じを抱くとともに、傾聴のみではクライエントの他罰傾向を強め「らちがあかない」と判断する傾向にあることも示されました。

「新型うつ」に対するセラピストによる介入については、「現実問題対処」として現実における実際の問題解決策を検討するとともに、クライエント自身の内的成長を促すための「気づきの支援」が望ましいことが第11章の研究において示唆されました。「新型うつ」に対して「現実問題対処」が推奨される理由として、傾聴のみでは愚痴を聴くだけの面接となってしまいがちなこと、認知の歪みに対する積極的介入が難しいことなどが理由に考えられます。また、特に企業内相談室の場合、クライエントが一日でも早く職場に適応できるよう支援が求められること、また外部ＥＡＰ機関との契約の場合、回数が五回などに限定されており、短期間での効果的な介入が期待されていることも要因として考えられます。「自己の認知について考えたい」「対人関係を改善させたい」といった要望をクライエントが有していない場合、この「現実問題対処」の介入だけでセラピーを終了しても問題ないと考えるセラピストが多いようです。

「新型うつ」の特徴を有するクライエントに対して、現実問題への対処とともに「気づきの支援」を行った場合、他罰傾向が強く現実検討力に乏しい傾向にあるクライエントの内的成長を支援する意味で非常に有効と考えられます。具体的には、セラピストがサポートしながらクライエントのキャリア展望を検討したり、思い込みや主観的感情から離れて現実場面で起きている「事実」をすくいあげて客観視したり、自分の意識や行動を変えるメリットを確認したり、相手を冷静に分析したり、相手の立場に立って相手の気持ちを想像するといった機会を持つことが有効であると示されました。

クライエントの気づきを支援することはセラピストの重要な役割と考えられる一方で、「積極的介入の難しさ」が示すとおり、セラピストがまるで上司のように諭したり認知の歪みを正そうと積極的にリードして働きかけたりするのは望ましくないというのが調査協力者共通の見解でした。インタビューにおいて、

〝パワーのあるきつい言葉をセラピストは言うべきでない〟

といった語りが複数得られています。セラピストによる「気づきの支援」は、上司視点から「新型うつ」を扱った第4章の研究において見られた「上司による成長支援」ほど積極的なものでなく、よりマイルドな介入と言えます。しかし、上司の対応を支援し一貫した方向性で連携を取るという意味で非常に有効であると考えられます。

また、成人の発達障害や双極性障害など、「新型うつ」と間違われやすい疾患が存在していることは第3章において述べたとおりです。企業のなかには、こういった別の疾患が「新型うつ」として一括りに認識されているケースがあり得ることに注意しておくことが大切と思われます。多くのセラピストが「望ましい」と考えた「気づきの支援」は、「新型うつ」と似て非なる疾患や特徴によっては有効に機能しない可能性が考えられます。特に発達障害については、現実問題対処やソーシャルスキルのトレーニング、適切な援助要請の仕方を学ぶことの方が優先事項であると思われます。

一方で、本研究で「望ましい」と考えられた介入は、従来型のうつ病や自己愛性パーソナリティ障害の特徴を持つ人々への介入に適用できる可能性もあります。例えば従来型うつ病の場合は、相手の気持ちや都合

を思いやって無理をする場合が多いため、「気づきの支援」における「嫌悪対象の分析」や「相手の視点取得」は重要でないかもしれませんが、過度の自責感や完璧思考などに焦点を当てて、自分の考え方の癖を見直すことは意味があると考えられます。自己愛性パーソナリティ障害の特徴を持つ人は、「新型うつ」に見られるプライドの高さと自信のなさの混在、理想の自己と現実との間で揺れ動く自己評価やアンビバレンスなどの特徴は見られないかもしれませんが、介入の取り組み姿勢や流れは共通するものが多いと思われます。

自己への「気づき」を支援する難しさを考慮すると、研究結果で示されたとおり、「気長な構え」が必要なことは当然であると思われます。また、セラピストによる個別面接のみでは限界があるとも言えます。第10章および本章の研究において示唆されたように、人事部や上司や医師など他職種と連携し包括的な介入を行うことが、「現実問題対処」の支援や「気づきの支援」を実施するうえでも非常に重要と考えられます。

第12章　職場はどのように「新型うつ」に対処すればよいか

1　企業における「新型うつ」発現と維持のしくみ

「新型うつ」症状の流れに影響する要因

「新型うつ」症状の流れに、これまで本書でご紹介した一連の研究結果の主な内容を追記したものを示すと、図12－1のようになります。

「新型うつ」の背景には、過敏型の自己愛による評価過敏性があり、そのため他者評価による傷つきやすさや打たれ弱さがあり、これらが無意識の回避的対処としての「新型うつ」症状となって発現することが示唆されています。他罰的に見える言動も、現実直視を避け問題の原因を自分以外に帰するという点で回避的な対処行動と考えられます。

このような当該社員の本来の特性に加えて、会社の余裕のなさといった環境要因のために、職場において対人関係トラブルが発生しやすくなり、当該社員は小さな傷つき体験を蓄積することになります。適応障害のように、明確でわかりやすいきっかけとなる事件や環境の変化などがあるわけではないので、周囲からは

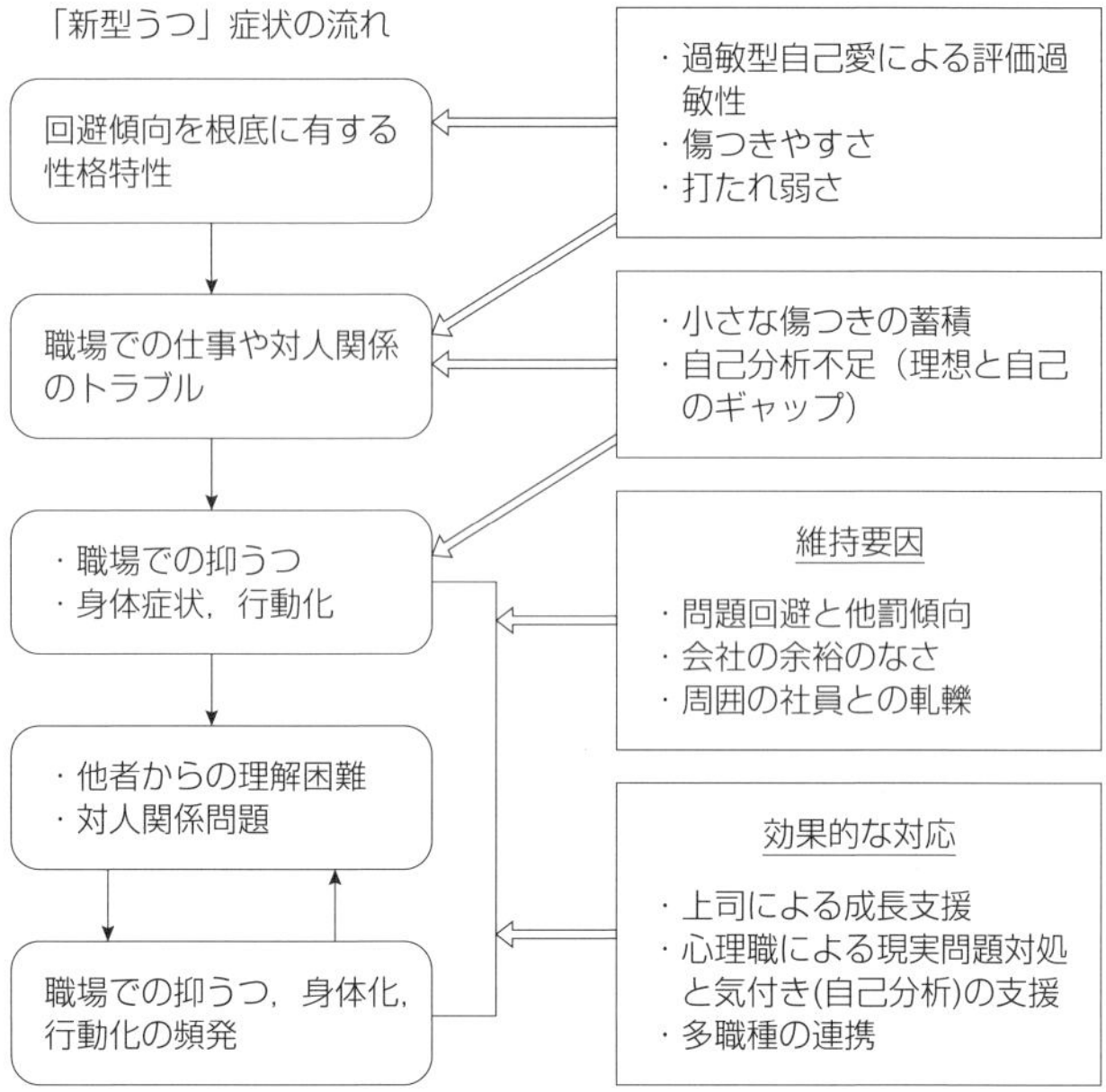

図12－1　企業における「新型うつ」発現と維持のしくみ

理解されないことも多いと思われます。また、元々の回避傾向も相まって自己分析を十分に行うことや問題の本質に向き合ってしっかり悩むことができず、他罰傾向と問題の回避が「新型うつ」という形で現れることになると考えられます。

「新型うつ」の悪循環の維持要因としては、問題回避と他罰傾向の他に、会社側の余裕のなさ、周囲の社員との軋轢、上司による腫れ物対応などが示されました。「新型うつ」への効果的な対応は、上司による成長支援や、セラピストによる現実問題対処と気付きの支援、医療や人事部などを含む多職種との連携、上司の指導力向上や社員育成制度の充実などの環境調整などが効果的であることが示されました。

「新型うつ」と従来型うつの共通点

第4章～第6章で示されたように、「新型うつ」と従来型のうつ病は、職場における受け止められ方も周囲へ与える影響も大きく異なって見えます。しかし両者は，うつ病の認知モデルの観点から見ると，①認知の三要素，②スキーマ，③認知的誤り，という三つの概念（Beck, 1979）における共通点を持っていると言えます。以下，この点について説明したいと思います。

Beck（1979）によると，①認知の三要素の第一の構成要素は，自分自身を否定的に見ること，つまり自分が不完全で，不適切で，人から拒絶されていると捉えることです。第二の構成要素は，今現在の自分自身の経験を否定的に解釈する傾向で，もっと妥当な考え方があるはずの場面を非常にネガティブに捉えることを指します。第三の構成要素は将来の否定的な見方であり，現在の困難や苦悩がずっと継続するものだと認識することです。自分自身を否定的に見るという第一の要素は，一見すると他罰的な「新型うつ」とは相入れない印象かもしれません。しかし，本書でご紹介してきた研究結果が示唆するように，「新型うつ」の社員は，「本来優れた自分は，こうあるべき」という「理想の自己」をプライドとして有する反面，その理想から離れたところにいる現在の自分自身を受け入れられず，理想の自己と現実の自己とのギャップに苦しむ脆弱性を抱えていると考えられます。自己分析や現実の直視を回避したり，問題の原因を他者や環境に帰属したりする傾向は，今現在の自分自身を承認できないことの裏返しであると解釈することができます。

スキーマ

うつ病の認知モデルの観点から見た②の「スキーマ」について説明したいと思います。「スキーマ」とは，様々な事物・事象についての個々のまとまった知識のことを指します。私たちは日常生活でなにかを経験するときには，既に持っている「スキーマ」に当てはめて認識しており，そのおかげで日々の膨大な情報を効率よく処理することができています（『心理学』第五版より）。スキーマにはポジティブなものもあれば，ネガティブなものもあります。周囲の環境に対して適応的なスキーマがあれば，非適応的なスキーマもあります。このスキーマが，非適応的で非機能的であるというのが，うつ病を患う人によく見られる特徴です。そしてこれは「新型うつ」の場合も同様です。つまり，特定の状況に対する概念化が，潜在的な影響力を持った非機能的なスキーマに適合するよう歪められる（Beck, 1979）という点が，従来型のうつにも「新型うつ」にも共通したところと言えます。

認知的誤り

③の〝認知的誤り〟とは，誤った情報処理のことであり，状況についてネガティブなものとは矛盾する証拠が存在したとしても，ネガティブな概念の妥当性に関する信念の方を持続させることを指します（Beck, 1979）。これについても，従来型うつと「新型うつ」は同様であると考えられます。

「新型うつ」発現や維持のしくみは独特のものではありますが，以上のように，うつ発症後の認知モデルは従来型のうつ病と共通している部分があることがわかります。

2　企業に対する多様な「うつ」についての情報提供

本書の研究フィールドとなった主な企業では，後輩や部下を持つ立場となった社員には部下のメンタルヘルスのための研修を受けることが義務付けられていました。そしてそこではメランコリー親和型のうつ病，つまり従来型のうつ病についての情報提供が行われ，「うつ病の人を励ましてはいけない」「頑張れと言ってはいけない」などの対応が推奨されていました。

しかし、「うつ」と言っても、その種類はメランコリー親和型（従来型のうつ病）のみではありません。笠原・木村（一九七五）は、あらゆる「うつ」の状態をⅠ型～Ⅵ型の六つに分類しています（表12－1）。第2章で紹介したのは「新型うつ」の範疇に入ると考えられる様々な「うつ」でしたが、表12－1で紹介するのは「新型うつ」に限らない、もっと幅広い「うつ」の分類になっています。

メランコリー親和型うつ病に該当するのはⅠ型となっています。Ⅱ型は循環型うつ病、Ⅲ型は葛藤反応型うつ病、Ⅳ型は偽循環病型分裂病、Ⅴ型は悲哀反応、Ⅵ型はその他のうつ状態となっています。「うつ病」と聞いて一般的にイメージされるのはⅠ型のメランコリー親和型かもしれませんが、上司が職場で目にする「うつ状態」の社員は、必ずしもそうとは限りません。むしろ、「新型うつ」と重なる部分の多いⅢ型の葛藤反応型うつ病や、若者に多いと言われるⅥ型の「その他のうつ状態」の方が身近かもしれません。Ⅲ型の葛藤反応型うつ病と「新型うつ」の違いは、会社以外の場所で趣味などを楽しめているか、職場など場面限定のうつ状態であるかと

表12－1　笠原・木村のうつ状態分類の骨子

		心的水準の高低
Ⅰ型	メランコリー性格型うつ病	Ⅰ－1：単相うつ病 Ⅰ－2：軽躁の混入 Ⅰ－3：葛藤の二次的露呈 Ⅰ－4：非定型精神病像の混入
Ⅱ型	循環型うつ病	Ⅱ－1：うつ病相主導 Ⅱ－2：躁とうつの規則的反復 Ⅱ－3：躁病相主導 Ⅱ－4：非定型精神病像の混入
Ⅲ型	葛藤反応型うつ病	Ⅲ－1：神経症レベルのもの Ⅲ－2：逃避・退却傾向のあるもの Ⅲ－3：精神病レベルのもの
Ⅳ型	偽循環病型分裂病	Ⅳ－1：うつ病像のみ Ⅳ－2：躁病像の混入 Ⅳ－3：分裂病症状の併存
Ⅴ型	悲哀反応	Ⅴ－1：正常悲哀反応 Ⅴ－2：異常悲哀反応 Ⅴ－3：精神病レベルの症状の混入
Ⅵ型	その他のうつ状態	

出所：笠原・木村（1975）

いう点だと言えます。笠原（一九八九）は、Ⅰ型はメランコリー親和型の性格が完成されてから出現するものかもしれないこと、ハイティーンから二〇代前半にかけてⅠ型がまれなのに対しⅢ型は決してまれではないことを指摘しています。表12－1で紹介したのは笠原・木村（一九七五）による分類の一例にすぎませんが、これを見るだけでも「うつ」の多様さがわかります。

また、「新型うつ」と混同されやすいものとして、第3章でご紹介した疾患、例えば双極性障害や成人の発達障害の二次障害としての「うつ」についても企業において忘れずに心理教育を行う必要があります。双極性障害の躁エピソードにおいて過活動となり、休職中にバイクを乗り回したり、街で買い物を楽しんだりする姿を会社の同僚や上司が目にすれば、「新型うつ」だと思われることもあるでしょう。また、発達障害がベースにあり、生まれつきの特性としてコミュニケーションの障害があったり、衝動的な言動をしてしまったりする社員もいるかもしれません。ＡＤ／ＨＤ（注意欠如・多動症／注意欠如・多動性障害）の場合、注意欠如という特性が「怠け」や「やる気のなさ」に見えてしまうことも考えられます。そういった社員が二次障害としてうつ状態に陥ったとき、周囲の社員の目には「新型うつ」として映る可能性もあると思われます。

また、第3章で扱ったとおり、メランコリー親和型のうつ病が軽快した段階も、「新型うつ」と混同される恐れがあることも、企業における心理教育で触れておく必要があると思われます。せっかく近所の本屋や喫茶店まで外出するエネルギーが出てきたのに、その姿を見た同僚によって「休職中に元気に遊んでいる。」と誤解されてしまうかもしれません。何より、「新型うつ」と思われるのではないかという恐れから、うつの回復期に外出することを避ける人が出てくることは憂慮すべき問題でしょう。他罰的な言動にしても、例えばパワハラ被害にあってうつ病を発症した社員が、ようやく上司に対する怒りを表出できるほどにエネルギーが回復したという場合も考えられます。例えば上司によるパワハラが原因で職場への恐怖心が生じ、職場に向かおうとすると吐き気や頭痛などの身体症状が現れるようになったケースを、「新型うつ」と呼んでしまう恐れもあります。ＰＴＳＤに見られるような、命にかかわるようなトラウマ体験でなくとも、極度のストレス体験への反応として生じる症状や回避行動などについては、事例を用いて特に丁寧に心理教育を行い、理解を広めることが求められます。

一口に「うつ」と言っても、その症状は多様です。メランコリー親和型ですら、その症状の表れ方は一様ではありません。「新型うつ」の名前が独り歩きしないよう、企業におけるメンタルヘルス研修では、しっかりと心理教育において情報提供する必要性があると言えるでしょう。

3　上司による部下の成長支援促進

部下への望ましい関わり方

池上ら（二〇一四）によると、二〇歳代のメンタルヘルス不調者の特徴に関する頻出語句は、「適応」が最も多く、次いで「性格・人格」「未熟」「上司」「自己・自分」となっています。また、職業性ストレス要因は「入社」「社会」「上司」「同僚」「対人関係」「コミュニケーション」といった語句との関連が強く、労働条件や業務内容よりも、社員の背景や組織による影響を受けている可能性が示唆されています。企業において、「新型うつ」への対策のみならず若手勤労者のメンタルヘルスを高めるためにも、彼らの職場への適応を高め、成長や成熟を促し、上司との信頼関係を構築し、自己を見つめ直すことを目的とした取り組みが求められると言えます。

「新型うつ」の社員に対して、上司はどのように関わるのが望ましいのかここで改めて整理したいと思います。第4章～第6章でご紹介した研究の結果、「うつ病」の診断書は上司に対して絶大な影響力を発揮し、その結果上司は部下に対して腫れ物に触るような対応をしてしまう傾向にあることが示されました。これは企業におけるメンタルヘルス研修などで、上司が「うつ病に叱咤激励は禁物」「頑張れと励ましてはいけない」などの指導を受けていること、そうした対応が社会一般的な常識として浸透していることが大きな理由と考えられます。上司としては、叱咤激励によって部下のうつ症状が悪化することを恐れる気持ちは自然なことと言えるでしょう。

「引き出し行為」と「背中押し行為」

一方で、上司が「新型うつ」の部下に対して「引き出し行為」や「背中押し行為」など成長支援を行った場合、当該部下の状態の改善傾向が示されています。しかし、「背中押し行為」はうつ病に対して禁忌と見なされてきた「叱咤激励」を連想させるような対応であるため、実行に踏み出すのは容易でないことが示唆されます。部下のうつ病罹患は、上司にとって非常に神経を使い慎重にならざるを得ない状況です。特に、「診断書の絶大な影響力」を受けた上司は早い段階で「対応のあきらめ」に至ってしまう傾向にあるため、気持ちを部下の成長支援の方向に切り替えるのは非常に困難と考えられます。

第6章で扱った研究の結果から、部下に対して陰性感情を持たず、「うつ病」をあまり意識せず、部下の個性に注目し、部下との人間関係を構築しようという姿勢が、自然と「引き出し行為」や「背中押し行為」につながるのではないかと考えられます。必要以上に「うつ病」にこだわらず、他の社員と同じように自然に接することを心がけ、その部下の性格や言動の傾向などを理解したうえで柔軟に対応した結果、自然と部下の成長支援につながった、という印象です。従って、このような上司のもとでは、うつ病を患っていない健康な部下も自然に成長支援を受けている可能性があるでしょう。

鈴木ら（二〇一六）は、従来型のうつ病には〝健康―疾病〟の二分法的見立てが基本的であるのに対し、「新型うつ」の場合は〝健康―健康破綻〟の連続体として捉え、いかに健康極に向けていくかという捉え方が見立てとして有効であると主張しています。本書の研究結果も、この主張と矛盾しないものになっています。

「うつ」ではなく「人」を見る上司

しかし、「部下がうつ病であることを意識しすぎない」というのは、組織の管理の責任を負う上司にとっては気軽にできることではないと推察できます。第4章～第6章の研究において、「新型うつ」の部下に対して成長支援を行った上司は、様々なタイプの部下を多く持った経験が豊富であり、また、従来型の部下も「新型うつ」の部下も両方を持った経験のある上司がほとんどだったことも注目に値します。

〝そういう傾向があるなと思ったら、そのなかの、どれがね、なんかあの、近いパターンとして当てはまってるか、じゃあその人にどうやって対応するのが良いんだろうか、というのをね、それをまあ、こう、めくりながら、考えるわけよ。〟

というように、経験や対処法など、頭のなかにある豊富なデータベースから情報を取り出し、部下の特性に合わせて臨機応変に対応している様子も語られています。これまで様々なタイプの部下をまとめあげ、組織をマネジメントしてきた自負と自信のある上司は、「うつ病」という診断書に必要以上におじ気づくことなく正面から部下に向き合えるのかもしれません。そして、やはり経験が豊富なため部下の言動に過度に振り回されることなく、各々の部下の言動を冷静に分析し、成長支援の方向に上手く誘導することができると考えられます。

部下の普段の仕事ぶりを見ること

第10章において、介入における連携では、上司に業務調整や「新型うつ」の部下に対する叱咤激励を担当してもらった結果、当該部下の状態が改善した例が複数語られています。この「叱咤激励」は第4章で述べた「背中押し行為」に当たると言えるでしょう。セラピストは「新型うつ」の社員と同じ職場にいるわけではないので、当該社員の仕事や仕事ぶりの詳細、彼らの業務における長所や短所を把握することは非常に困難です。その点上司ならば、業務内容や部下の仕事ぶりを把握しているため、説得力のある具体的な指導が可能になります。

〝「あなた、そんなところで腐る人じゃないよね」みたいな感じの。なんだろな、元上司としての、関わり。だから、恵まれてたと思うんですけど。…（中略）…あの、「そんなところで引っかかって調子崩してどうするの」みたいな。「私はあなたのこういうところが素晴らしいと思ってる。確かにクセのある上司のいるところだけど、（あなたをその部署に）送りこんだのは、こういう風にステップアップしてもらいたかったからで」とか。そういう、なんだろうな。自尊心をちゃんと支えてもらえるような、働きかけをしてくれて。〟

この語りが示すように、こういった「背中押し行為」は、現上司でなくても、元上司でも可能です。当該社員が信頼している目上の存在ならば誰でもこの役割を取ることができると言えます。大切なのは、「背中押し行為」の前に必ず「引き出し行為」を行うことで、部下との信頼関係をしっかりと構築しておくことです。また、「背中押し行為」は決して一方的な価値観の押し付けや、叱り飛ばすことや、突き放すことではないことを強調しておきたいと思います。あくまで、励ましながら、部下にできそうなことに少しずつ挑戦させ、自信をつけさせる行為を意味します。

セラピストは叱咤激励が可能か

この「背中押し行為」は、セラピストが行うことは可能なのでしょうか。第10章で扱った研究で行ったインタビューでは、上司による「叱咤激励」のような行為をセラピストが行うことについては、

〝こちらがあまりグイグイ行ってしまうと来なくなりそうだなとかいうのは、ちょっと気になりますよ〟

〝臨床心理士の言うことに従ったらうまくいったというのは良い面接だと思っていないので。その、自分で考えて良くなれたっていうのが良い面接だと思うので〟

という語りが得られています。第10章および第11章の研究結果が示すとおり、セラピストは「背中押し行為」ほど強くない、よりマイルドでよりきめ細かな「気づきの支援」を担当することが望ましいようです。

「新型うつ」以外への「成長支援」の有効性

上司による成長支援は、特に「引き出し行為」は、自分を抑えて頑張りすぎてしまうメランコリー親和型

の性格を持つ社員にとっても有効な支援と思われます。また「背中押し行為」も、「新型うつ」のみならず葛藤反応型うつ病や適応障害など、対人関係が影響している「うつ」には特に有効と考えられます。たとえメランコリー親和型の性格を有していても、第7章でご紹介した産業保健師・看護師を対象とした研究の結果が示した「自己理解不足」や「打たれ弱さ」や「柔軟性不足」などの特徴を有する場合もあると思われます。

柏（二〇一三）は、職場環境に適応できず、うつ状態になっているケースへの対処策として、本人の内省を促すことがカギであること、職場のチームメンバーに貢献できる仕事（たとえば議事録作成など）によって感謝されることで、自信とチームに貢献したいという思いが培われると主張しています。

全ての人間が内的な成長過程にあると考えるならば、上司による成長支援は様々なタイプのうつ病のみならず、健康な社員にも必要な対応と言えるかもしれません。上司個人の裁量に全てを任せるのではなく、企業全体として社員の成長支援を念頭においた人材育成プログラムや研修プログラムを検討するなど、全社的な取り組みが有効と考えられます。

4　企業としての対応

企業としての対応の注意点

第7章の研究において、「会社の余裕のなさ」が部下の「相談困難」につながることが示唆されました。「不十分な育成制度」「部下への理解不足」「上司の指導力不足」なども、部下の「小さな傷つきの蓄積」や「相談困難」につながることが示されています。

「新型うつ」ケースで見られる傷つき体験は、ＤＳＭ－５における適応障害の診断基準に示されている「はっきりと確認できるストレス因」と言えるほど明確なものではないことが多いようです。臨床における私の実感としても、小さな傷つきの体験が蓄積されていき、いつからともなく、何とはなしに職場に行くのが辛くなった、というケースが多いように感じます。企業における「新型うつ」対策および臨床における介入では、この「傷つきやすさ」を軽視しないことが大切です。これが決して「甘え」や「怠け」ではなく、「恐怖」や「不安」が表面上の他罰的な言動の陰に隠れている可能性も含めて、「何が起きているのか」を理解する姿勢が求められます。

「小さな傷つきの蓄積」はまだ「新型うつ」とは呼べない段階で生じますが、この段階で上司による部下の成長支援を行うことが有効と思われます。「引き出し行為」や「背中押し行為」を行いやすいよう、上司が部下の話をじっくり聴くことのできる時間的・精神的余裕を持てる体制作りが企業にとって必要と言えます。

第10章の研究結果によると、「新型うつ」発現後の連携による介入では、「会社の枠の説明」と「異動などの環境調整」を人事部に担当してもらうのが望ましいと考えられます。本人が希望する異動が可能かどうかなど企業としての結論は、直属の上司よりも人事担当者から本人に伝えた方が、説得力があるでしょう。また、

〝労務管理の方は人事が全部（担当する）。いつまで有給だよ。いつまで休暇、次は病欠だよ、次は休職だよ、とか。休職満了はいつだよ、とか。これで自然退職になっちゃうよ、ということを紙ベースでね。〟

というように、労務管理についても人事部から社内規則を淡々と説明してもらう方が感情的な問題が生じる可能性は低いと思われます。

部下のメンタルヘルスを上司の評価基準に

分析対象データとしては扱いませんでしたが、第5章と第6章で扱った研究において、部下のメンタルヘルスを上司の評価基準に組み込む必要があるとの意見が複数得られています。本書の研究フィールドの一つであるA社では、たとえ複数の部下がうつ病に罹患していても、その部署の業績が順調であれば上司は高く評価されるシステムになっています。逆に、いくら部署内のメンタルヘルスが良好に保たれていても、仕事で業績結果を出さなければ、その部署の上司は低く評価されてしまいます。従来型のうつ病を扱った第5章の研究や上司の心情に焦点を当てた第6章の研究では、このような評価システムに対する不満を訴える語りが複数得られました。「元上司への怒り」において語られた〝元上司〟は、仕事を部下に丸投げしてフォローをしなかったり、パワハラと取れるほど部下に対する態度が高圧的だったりするわけですが、彼らの多くは〝仕事の結果を出す〟として、会社側からの評価が高いということでした。そのことに疑問と憤りを感じるという主旨の語りが複数得られています。

〝部下が、その、非常に悪い状態に置かれてる、そういう仕事の仕方を改めなさいっていうような、その、指導なり、指導?・指導ね。そういうものがないっていうのが一個（上司の至らない点として）あるし、そうなってても、人事上の評価、評定には関わらないからね。…（中略）…だって実績評定だもん。「仕事がどれだけできたか」っていうので評定をしてるだけだから。で、最近は、部下の教育を一個入れなさいと、いう風にはなってる。それは教育ね。だから教育。だからその部下を成長させるための教育をしっかりしなさいというのはあるけど、そこのケアを含めて、じゃあその評定が出るかっていうと、出ないからね。…（中略）…一つの例だけど、そのメンタルヘルスが、そのチームの、あるいはグループの、10％超えたら、あなたの評定は1割下げますって言われたら全然違うと思うよ。今はそういうのが全然ないよ。そういうのはない。評定には響かない。たぶん「危ない上司」っていうふうには言われるかもしれないけど、評定には関係ない。というふうになってる。〟

という語りが示すように、上司の評価システムのなかに、部下のメンタルヘルスの状態も含め、企業全体、社会全体のメンタルヘルス意識を高めるべき、との主張が少なからず見られました。もちろん、それは上司のメンタルヘルス問題への取り組み意識を高めるには有効と考えられます。上司にばかり過剰な負担がかからないような全社的なフォロー体制の構築が求められると言えるでしょう。

5　「新型うつ」と他罰性

他罰性は「新型うつ」の大きな特徴ですが、これは誇大性や攻撃性、他者の反応への無関心さを特徴とする〝誇大型〟の自己愛とは異なり、他者を責めることで傷つきや不安を防衛している状態に近いと思われます。しかし、そのような心理状態は周囲の人からは理解されにくいでしょう。実際、第4章の上司を対象とした調査研究では、「新型うつ」の特徴を有する部下の「傷つきやすさ」は認識されにくく、「神経の過敏性」「くじけやすさ」といった概念のなかに見え隠れする程度でした。

健康な社員における他罰性

第9章の研究で紹介した「他責的不安の高さ」は、「新型うつ」の特徴である他罰性と、不安の表明に関係する因子です。調査対象者である管理職者のなかには、既に体調を崩して「うつ」の状態になっている社員を思い浮かべた人もいれば、健康な状態の社員を思い浮かべた人もいると考えられます。健康な社員を思い浮かべた場合、このチェック項目に当てはまっていることは、必ずしも問題であるとは言えません。例えば、部下が新しい仕事や困難な仕事に直面したとき、上司がその不安を認識しているということは、当該部下が「不安です」「心配です」「ドキドキです」「失敗するかも」など、上司に対して明確に伝えていることを意味しています。自分の不安や緊張を他者の目から隠そうとしたり目を背けたりせず、不安になっていることを自ら認めて受け入れ、それを他者に伝えることができるのは精神的な健康度の高さとも考えられます。また、他罰的な社員というのも上司にとって扱いにくく困った社員かもしれませんが、健康な場合はストレスが溜まりにくく、うつ病になりにくいタイプと言えるかもしれません。

他者評価への過敏さ

「他者評価への過敏反応」のチェック項目が高い社員は、うつになりやすい群として要注意と言えるかもしれません。「ささいな失敗で過度に落ち込んだ様子になる」「一旦落ち込むと、立ち直るのに時間がかかるように見える」「他者のささいな言動で過度に傷ついた様子になる」など、傷つきやすさや打たれ弱さを示す項目のほとんどが「新型うつ」傾向を示す項目と正の相関関係にあったことから、「傷つきやすさ」は「新型うつ」と無関係ではないと考えられます。実際、「他者評価への過敏反応」因子は「仕事以外の時間は楽しく過ごすことができる時もあるようだ」と中程度の正の相関関係にありました。彼らが健康な社員である場合は、「仕事以外の時間は楽しく過ごすことができる」というのはごく自然な状態であると言えます。仕事以外の時間を楽しく過ごすことができるというのは、充実した私生活を推察させます。しかし、彼らが職場では「うつ状態」であったり医師から「うつ」の診断を受けていたりするならば、「新型うつ」と見なされるかもしれません。他罰的でない彼らが「新型うつ」と関係があるというのは意外なようですが、これはあくまで上司の目からみて「他罰的でない」状態であるということです。第4章や第6章で扱った研究では、部下が不満を溜めていることに気が付かなかった上司も多くいることが示唆されています。第4章では、上司に従順な態度を取りながら、陰で友人に上司への不満を訴えていたエピソードも語られています。また第7章の研究では、「うつ」で休職する前は自分を責めるような発言が多かったのに、休職したとたん周囲や環境を責める発言が聞かれるようになったとの語りが得られています。「そう思っていたのなら、なぜもっと早く言ってくれなかったのか」との意見もありましたが、当該社員は職場での「うつ」状態に至るまで不満を抱えながらも彼らなりに頑張っており、第7章で示した「小さな傷つきの蓄積」プロセスにおいて徐々に周囲に対する他罰的感情が積み重なってきたとも解釈できます。

他罰的な発言はどこからきているか

この他罰性については、メランコリー親和型には見られない特徴だと一般的に考えられています。しかし井原（二〇〇九）は、「うつ病」というのは、初めから攻撃性を秘めていると主張しています。メランコリー親和型の人は鬱積された憤怒を秘めているが、徹底して自制しており、鬱積した怒りのエネルギーすべてを仕事に打ち込むことで解消しているのだと主張しています。もちろん、メランコリー親和型の人すべてが怒りを秘めているわけではないでしょうが、そういった人たちも少なからず存在することは覚えておく必要があると思われます。また、うつの状態が重かった時期には自責的な発言を繰り返していた人が、うつから回復するに従って、上司のパワハラなどに対して正当な怒りを表明できるようになるというのは、精神的な健康を取り戻す過程において、普段の臨床現場でもよく見られることです。

上記から、他罰的な発言が見られるからといって、必ずしも「新型うつ」とは限らないことがわかります。他罰的な発言が、本人の潜在的特権意識から来ているのか、パワハラや過重労働に対して生起する自然で正当な怒りなのか、理想の自己と現実の自己のギャップに耐えられず無意識的な回避が根底にある他罰なのか、個別のケースのアセスメントと、問題解決のための介入計画を慎重に行うことが重要と言えます。

6　「新型うつ」と甘え

「新型うつ」は単なる「甘え」だと主張する人は多くいます。これは第1章で紹介したように、「新型うつ」に対して「単純に病気として対処できない」と回答した医師が四三パーセントにのぼり、理由として「単なる怠けであって病気ではない」などが多くを占めていた（斎藤、二〇一一）ことからも明らかです。また、第7章において示された「新型うつ」発現後の「症状や問題に対する態度の特徴」のなかには「問題からの回避」が挙げられており、「新型うつ」の特徴を「甘え」として語る人が多かったことも、これと矛盾しない結果と言えます。

第2章において、「新型うつ」の根底にある回避傾向について述べました。私は、この回避傾向は「甘え」とイコールではないと考えています。「新型うつ」は上司による叱責など些細なイベントを理由に発症すると認識されていることが多いようですが、そこに至る以前には「打たれ弱さ」「評価への過敏さ」「柔軟性不足」「自己愛」といった特徴ゆえの小さな傷つきが蓄積されている可能性が第7章の研究で示唆されています。そのことに周囲の社員たちが気づかない場合は、些細な出来事によって「新型うつ」を〝突然〟発症したように見えるため、「あんな些細なことで〝うつ〟になってしまうなんて、甘えている。」と見なされるのかもしれません。第8章および第9章で紹介した、「新型うつ」のチェック項目を作成した研究では、「新型うつ」の特徴として「打たれ弱さ」や「傷つきやすさ」が示されています。また、「評価過敏」も同様です。自己愛的脆弱性尺度との相関関係からも、「新型うつ」を発症する社員は過敏型の自己愛が強いことが示されています。彼らにとって他者評価は非常に重要であり、他者からネガティブな評価を受けた際の打撃は非常に大きいと考えられます。周囲の社員は、「小さな傷つきの蓄積」を「そんな些細なことで傷つくなんて甘えている」と考えるかもしれません。しかし「打たれ弱さ」や「傷つきやすさ」は「甘え」とイコールではありません。「甘え」は本人の意志によるものかもしれませんが、他者評価に過敏な人や非常に繊細な人が、他者の些細な言動によって簡単に傷ついてしまうことは本人の意志ではどうしようもないことです。周囲の人たちは「新型うつ」を発症する人たちの他者評価による傷つきやすさや繊細さ、揺らぎやすい自己評価を理解することが必要だと言えるでしょう。

「新型うつ」の特徴である「打たれ弱さ」などの繊細さを考えると、「会社にだけ行けない」という状態は、「甘え」というよりも、トラウマ関連症状を持つ適応障害に近いものがあると思われます。例えば会社で上司が無神経な発言や叱責を繰り返すと、通常の人は気にしない程度のものであっても、傷つきやすい社員にとっては、やはりトラウマのような強烈なストレス体験の蓄積になると考えられます。そうなると上司に対して恐怖心を抱くようになるし、朝の出社時刻を示す時計や会社のイメージが思い浮かぶことが条件刺激となり、頭痛や腹痛や吐き気などの身体症状が反射として現われ「会社にだけ行けない」状態になることも十分にあり得ます。会社を連想させる条件刺激から遠ざかっていれば、恐怖反応が起こらなくなるのは当然のことと言えます。これはパニック障害の予期不安のために「電車にだけ乗れない」などといった状態と類似しているかもしれません。

前田ら（二〇〇五）によると、他者評価の過敏性は、自己効力感、評価懸念、依存欲求、セルフ・ハンディキャッピングを媒介し、回避型対処の採用傾向に正の関連を示します。前田ら（二〇〇五）は、過敏型の自己愛傾向者は、自己評価を高く持とうとするが、その自己評価は他者からの否定的な評価によって容易に傷つけられるため、自己防衛的な行動を示しやすい可能性があると主張しています。

以上を考慮すると、「新型うつ」を単なる甘えや怠けだと簡単に結論づけ、「甘えている」「社会人としての自覚を持て」と強く叱責して、ネガティブな他者評価を当該社員に与えるのは、彼らの恐怖心や傷つきを増大させるだけで逆効果であり、回避的な症状を強める可能性が高いと考えられます。個別の事例の背景をしっかりと検討し、何気なく発する言葉が傷つきやすい彼らにいかに大きく影響するのかを意識しつつ、慎重に対応していくことが不可欠と考えられます。「甘えだ」「そんなことでは厳しい社会で生きていけない」という叱責や脅しではなく、彼らのレジリエンス（精神的回復力）や自信を高め、安心感や安定感を増すための取り組みが求められているのではないでしょうか。

7　復職後の仕事復帰モデル

ここで、「新型うつ」の特徴を有する社員にとって休職後どのような仕事から再スタートし、どのような復帰の仕方をするのが望ましいのかを考察したいと思います。

二〇〇四年に厚生労働省は、休業した労働者の職場復帰を支援する事業場向けマニュアル「心の健康問題により休業した労働者の職場復帰支援の手引き」を策定し、その後二〇〇九年に改訂を行っています。この手引きでは、次のように職場復帰の五つのステップが示されています。

第一ステップ：病気休業開始および休業中のケア
第二ステップ：主治医による職場復帰可能の判断
第三ステップ：職場復帰可否の判断及び職場復帰支援プランの作成
第四ステップ：最終的な職場復帰の決定
第五ステップ：復帰後のフォローアップ

手引きの第三ステップにおいて、具体的にどのように職場復帰していくか、〝ならし出社〟などをしながら少しずつ職場に復帰していくためのプランを作成することになります。この職場復帰支援プランの内容に関しては詳細に規定されていないため、事業場内産業保健スタッフ、管理監督者（上司）、休職している社員本人たちの間で連携しながら作成されることになります。

元の部署か、部署異動か

ここでは、「新型うつ」の社員の復帰プランはどのようなものが適切か考察したいと思います。

まず、元の部署に復帰するか、部署異動するかという問題があります。「心の健康問題により休業した労働者の職場復帰支援の手引き」では、原則として元の慣れた職場への復帰が指示されています。実際、第4章～第6章で示した研究結果によると、休職後の職場復帰では、元の職場に復帰させ、負荷を減らした単独業務を担当させるのが原則とのことでした。しかし、「新型うつ」の場合は単独業務を任せる前に、成長支援を行える上司のもとでコミュニケーションや仕事への取り組み姿勢を学べる環境で働くことが有効と考えられます。「新型うつ」の場合、第4章で示された「周りを責める」などの特徴のため、周囲との関係が上手くいかないことが多いとわかっています。いきなり単独の仕事を担当させてしまうと、第7章の研究で示されたコミュニケーションスキルの低さも相まって、組織のなかで孤立してしまう恐れがあります。また、コミュニケーションスキルを学び成長する機会も失われてしまうかもしれません。複雑な交渉業務ではなく、まずは上司の支援を受けつつ、比較的単純な対人やりとりを行う業務を担当することが望ましいと考えられます。例えば、本書の研究フィールドの一つの企業の場合、製造部門を支援する総務や経理など、間接部門の仕事が部下の成長支援を促す可能性が高いと思われました。

これまで見てきたように、「新型うつ」になる社員は傷つきやすく、他者評価を非常に気にする傾向があります。これまでの小さな傷つき体験の蓄積によって他者への信頼や自分自身への自信が強くない彼らにとって、（たとえ小さなことでも）他者に認めてもらう体験を蓄積させることは、とても大切と思われます。大層な業務ではなくても、「ありがとうございました」「助かりました」と感謝の言葉を言ってもらえる機会の多い仕事を担当させるのは、その点でとても効果的だと言えます。

以下にご紹介するのは、第4章～第6章の研究において「うまく復職できている」と上司が見なしているケースを参考に、「新型うつ」を患う社員の復帰モデルを検討したものです（図12-2）。

うつ病を患い休職していた社員を復職させる場合、元の部署への復帰あるいは部署異動という選択肢があります。第4章～第6章の研究で得られたデータを再分析した結果、社員が「新型うつ」だった場合、復帰の際に部署異動させた方が本人にも周囲の社員にも良い結果が得られていることが示されました。「新型うつ」を患う社員は対人関係問題を経験し、その結果職場における対人不安を抱えている場合も少なくありません。このような場合、対人トラブルの当事者や関係者が働いている部署に復帰するのは本人にとって非常に負荷が大きくハードルが高いことは容易に想像できます。第6章における、

〝自分を改善して変えようと思っても、一度信頼関係が崩れてしまったら、皆、認めないよ、すぐには。うん。「そういっても、人はそうすぐに変わるもんじゃない」みたいな。〟

という語りが示唆するように、いくら本人が元の職場に復帰して心機一転頑張ろうと思ったとしても、その職場の社員たちの心の準備ができているとは限らないし、彼らの心情までは上司もマネジメント不可能です。

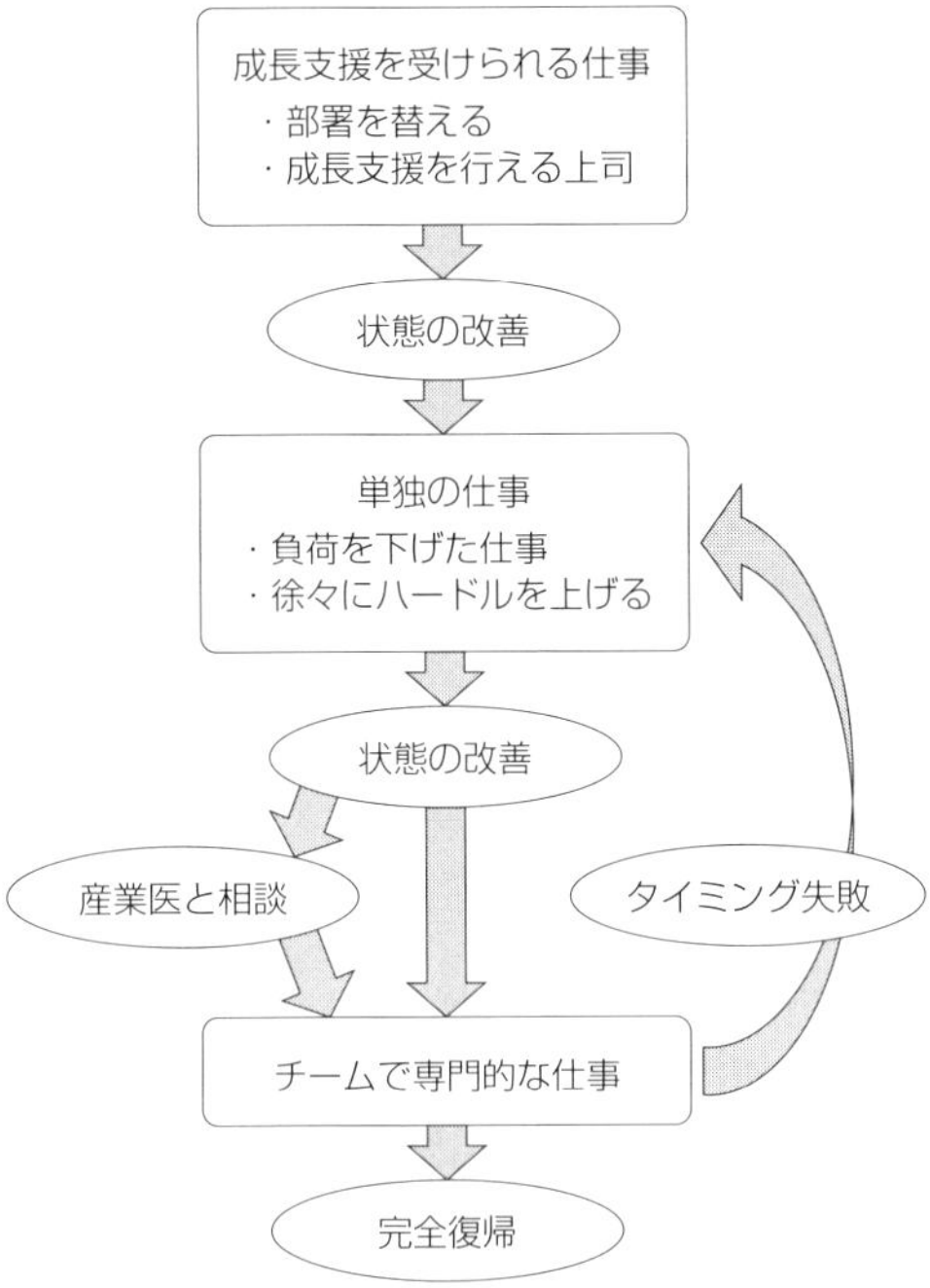

図12－2　本書の研究結果に基づく「新型うつ」を患う社員の復帰プロセス例

信頼関係が崩れてしまった部署で関係を築き直すというのは、コミュニケーション能力が高い人にとっても容易なことではありません。「新型うつ」になり会社に復帰する際は、むしろ新しい環境で新しい対人関係を築く努力をする方が、不安やストレスは少なくて済むと考えられます。

また、「新型うつ」の特徴を有する社員は、元の職場の仕事に対する不満を抱えている場合が少なくありません。自分にはもっとふさわしい

仕事があるはず、自分の能力を活かせる場所があるはず、という思いを抱えている場合、元の部署に復帰させるよりも、なるべく本人の希望に沿うような部署に異動させる方が良い結果を生む可能性は高いでしょう。「自分にふさわしい部署に行けさえすれば」という言い訳ができない状況で頑張る体験は貴重ですし、人間的な成長も期待できるでしょう。ただ、異動したものの「期待したような部署ではなかった」「こんな職場だとは思わなかった」と言うことになっても、何度も希望どおりの異動を許可するのは考えものです。当該社員が、第4章で扱った「現実の直視困難」や第7章で示した「認識の甘さ」、「自己理解不足」カテゴリーが示すように、現実と理想のギャップを認められておらず、自己に対する〝気づき〟に至っていない可能性もあります。その場合、本人が希望するたびに安易に部署異動させても決して良い結果にはならないでしょう。第4章の研究において、

〝でも、変わっても変わってもだめな人はだめみたいよ、見てたら。せいぜい一回だね、（部署を）替わるのは。〟

という語りが得られています。部署を替えるのは一回を限度とし、「新型うつ」の社員にも、あらかじめそのことを説明しておく必要があると考えられます。部署異動を成功させるために、当該社員がどのような仕事や組織に向いているのか、人生において何を目標としているのか、といったことを認識しておくことは非常に重要です。休職中に、第10章および第11章で扱ったように、カウンセリングなどの機会があれば「気づきの支援」をしっかり行うことが有効と思われます。

成長支援を受けられる仕事

社員が復職した場合、第4章で扱った「上司による成長支援」を早い段階で受けさせることが望ましいと言えます。そこで、できれば単独の仕事を任せる前に、「成長支援を行える上司」とコミュニケーションを十分に取れるような環境で仕事をすることができれば良いでしょう。「新型うつ」の社員の場合、第4章や第6章で示された特徴のため対人トラブルを経験し、周囲の社員との関係が上手くいっていないことも珍しくありません。そこでいきなり単独の仕事に復帰させてしまうと、本人のコミュニケーションスキルの未熟さも手伝い、組織のなかで孤立してしまい「会社で一日中誰とも話さない」という事態にもなりかねません。何よりも、対人コミュニケーションを学び成長を遂げる機会が失われてしまう恐れがあります。まずは、上司による成長支援を得ながら、職場での望ましいコミュニケーション技能や仕事に対する姿勢や心構えなどを学んでいくことが必要であると考察できます。研究へ協力いただいた某企業では、部署全体が忙しい企画、設計、開発部門などで負荷を減らした仕事をさせるよりも、部署全体の雰囲気に余裕のある、業務負荷に波がなく適度なコミュニケーションを必要とする部署、例えば製造ライン部門を支援する総務や経理などの間接部門における仕事を経験させる方が効果的であることが示されています。複雑な折衝や交渉業務ではなく、比較的簡単な対人やりとりが必要とされる業務を担当し、上司による支援を受けながらコミュニケーションスキルなどを学んでいくことが効果的であると示唆されています。

〝こういった人たちっていうのは、自分の持っているイメージを他の人に伝えるのがそんなに得意じゃない。…（中略）…その人に代わって間に入って仲介をしたときもあるよ。で、ああしなさい、こうしなさいって言ったときもあるけれど、たいていの場合は仲介してやらないと無理だね。それはたぶん本人の性格なのか、病気の回復状況なのかよくわからないけど、その人によってレベルの差はあったけど。たいてい間に入って仲介してやらないと無理。〃

この語りが示すように、上司の支援を受けながら、仕事場面で経験する対人トラブルをひとつずつ乗り越えていくことで、人間的にも成長していくことが期待できます。また、上司にとっても、仕事量に波のある部署や常に忙しい部署よりは、仕事量が常に一定している部署の方が、「引き出し行為」や「背中押し行為」などの支援（第4章参照）を行いやすいでしょう。

図12－3は、本書で紹介した研究結果に基づいた、一般企業における従来型あるいは「新型うつ」からの復帰モデルを、コミュニケーションスキルと専門性を軸に表したものです。

横軸は仕事の専門性の高さを表す軸で、右に進むほど仕事における専門性や仕事の難易度が高くなります。仕事の専門性は通常仕事の負荷と比例するため、復職後はうつ病を患っていた社員の状態に合わせて徐々に上げていく必要があります。仕事に対するモチベーションが低い、あるいは思考制止や作業効率が低下した状態では専門性の高い仕事をこなすことは不可能です。専門性の高い仕事に復帰することは、企業視点での最終目標になると考えられます。

縦軸が表しているのは、コミュニケーションスキルです。上に進むほどコミュニケーションスキルが高く、問題解決、援助要請、対人関係構築などのためにコミュニケーション技能を効果的に活用できることを指しています。「新型うつ」の他罰的傾向や他者配慮のなさなどが目立つ状態はコミュニケーションスキルが非常に低い状態であると言えます。そこからスタートし、チームメンバーと協力しながら仕事をこなせるようになることも、専門スキルと共に復帰におけるもう一つの目標となります。

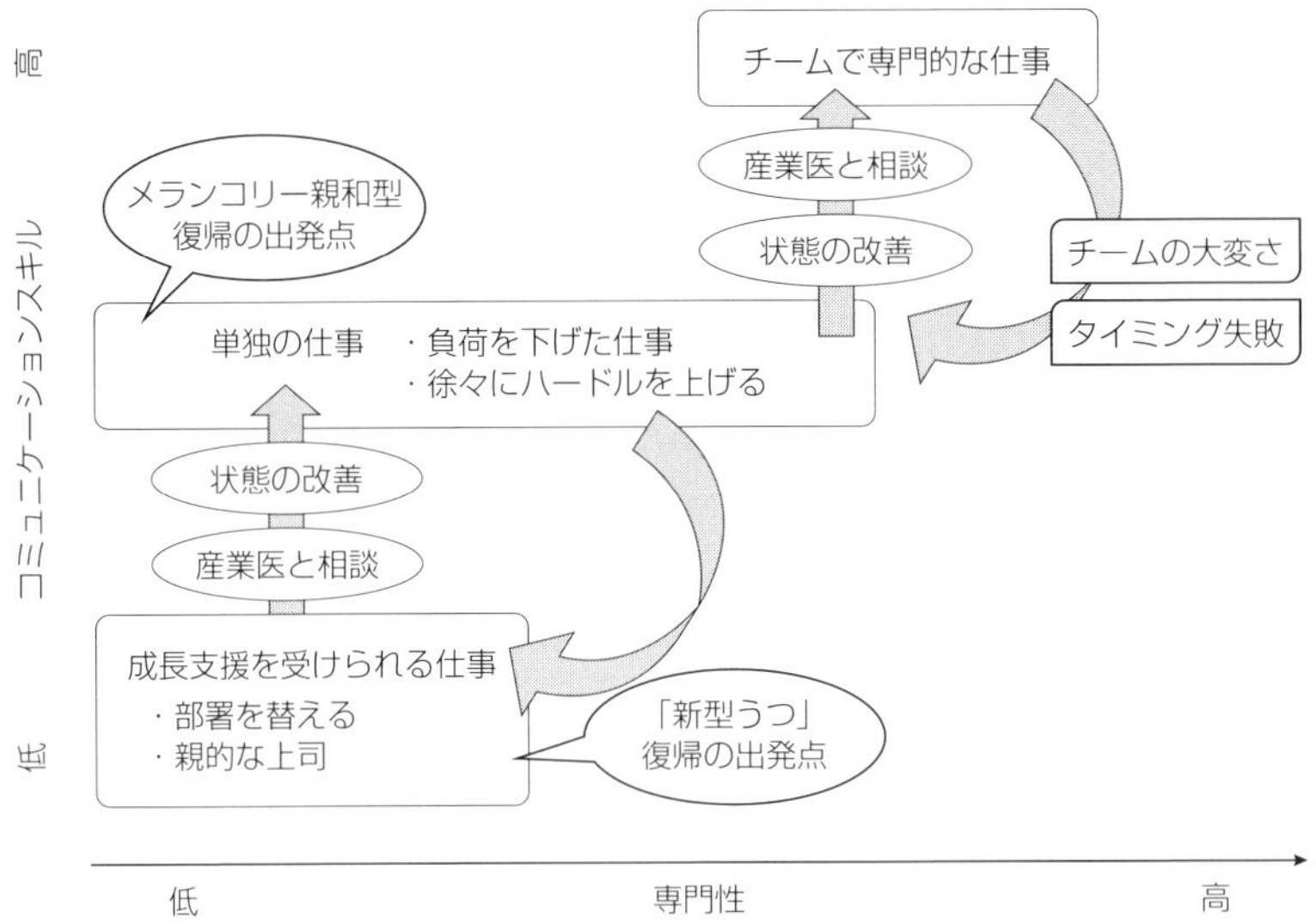

図12－3　本書の研究結果に基づく一般企業におけるうつ病からの復帰モデル図

社員のうつ病がメランコリー親和型であろうと「新型うつ」であろうと、上司によるきめ細かいケアが不可欠であることは変わりません。部下に対して成長支援を行い、同時に仕事をステップアップさせていく適切なタイミングや仕事量を見極めるためには、上司の精神的および時間的な余裕が不可欠です。様々な負担を担う上司への支援を充実させることは、今後のうつ病対策において重要な課題であると言えます。

8　連携による予防と対応のために

第10章および第11章の研究結果からも、「新型うつ」には医師、人事部など他部署、上司といった複数の職種で抱える連携が重要と考えられます。

人事部は、企業としてどこまでクライエントの要求を受け入れることができるか、また、有給休暇や休職期間や異動といった会社の「枠」について明確に、毅然とした態度で説明する役割を担うことができます。また上司については、第4章で記したように、「新型うつ」の社員の成長支援として「引き出し行為」と「背中押し行為」を行うことが症状改善を導く傾向にあることが示されました。上司は職場における当該社員の業務内容や仕事ぶり、周囲の社員たちとのかかわり方を把握しているため、仕事に関して今後の課題や気をつけると役立つポイントなど明快な指導を行うことが可能です。仕事における長所や今後伸ばしていけそうな点などを具体的に述べながら、当該社員の成長を支援していく役割が期待できます。

心理職のセラピストは当該社員の仕事内容や仕事ぶりを直接目にしていないため、上司と同じような「引き出し行為」と「背中押し行為」を行うことは難しいでしょう。第6章、第10章、第11章の内容を考慮すると、セラピストは「新型うつ」に対し「現実問題の対処」とクライエントのライフキャリア、人生全体を視野に入れた「気づきの支援」を行うことが有効であると言えます。これまでの研究結果から、「新型うつ」の社員は高い理想と現実の自己とのギャップに耐えられず、自己評価が不安定な状態にあると推測されます。「自分には〝理想の自分〟になれるポテンシャルがある」と信じたい気持ちは強いものの、就労年数や業務経験の浅さもあり、確固たる自信につながる仕事上の成功体験はそれほど得ていないのが現実でしょう。それゆえ、他者評価によって自己への信頼が簡単にぐらつき不安定になってしまいがちです。精神の安定を脅かす他者評価に過敏になるのは当然と言えます。それが他者の目には、「評価過敏傾向」や「他罰的傾向」として映ると考えられます。これに対処するために、心理面接場面では、長期的な目標設定や将来展望をじっくり考えることが有効です。第7章の研究で示された「漠然とした自覚」や「自己理解不足」を補う意味でも、自分はどのような生育を経てどのような特徴を持っているのか、将来何を目指すのか、現在の自分はどの位置にあるのかなどを考えるといった自己理解の支援は非常に重要と思われます。自分が今どのような状況に居て、どのような状態にあり、これから何を目指したいのかについて理解が進み、将来展望が明らかとなり、目標に向かって少しでも前進していると感じられれば、気持ちの安定と自信につながることが期待できます。気持ちが安定して心に余裕ができれば、他者の言動や評価を必要以上に気にすることもなくなり、第11章で扱った「嫌悪対象の分析」や「相手の視点取得」なども可能となるでしょう。他者との関わり方が変われば、それが良い結果や自信につながり好循環が形成されると考えられます。

「気づきの支援」は、上司の行う「背中押し行為」や「褒めつつ叱る」といった対応ほど直接的なものではなく、より消極的な関わりと言えます。しかし、「新型うつ」の社員に対して自己分析を促すことや自分の行動や考え方を変えるメリットに気づかせることによって、認知再構成などが可能になることも期待できます。

「新型うつ」は医師による薬物療法のみ、あるいは上司の成長支援のみ、セラピストによる個人面接のみといった個別対応のみでは効果に限界があると考えられます。上司による「成長支援」を支援する企業全体としての取り組み、上司やセラピストの対応を後押しする産業医あるいは担当医による介入、多様なうつについての社内研修の実施など、連携を取った包括的な介入が効果的と考えられます。そのためにも、関係者の役割分担の共有、上司や人事部など関係部署への心理教育、産業医や担当医との症状の査定および対応方針の共有が不可欠であると言えます。

下山（一九九七）はスチューデント・アパシーをはじめとして学生がつまずく問題は、医療システム、事務官システム、教官システム、学生集団など個々のシステムのみでは対応できないものがほとんどであること、しかもそのような問題こそが学生の人間的成長にとって非常に重要なことが多いと述べています。そして、学生の心理援助を行う学生相談機関は、各システムの間（境界領域）に位置し、学生の人間的成長を総合的に援助するソーシャル・サポート・ネットワークを構成する〝つなぎ役〟となることを提起しています。

産業領域においても、セラピストは症状についての見解の共有や対応方針の決定について他職種をつなぐ役割を取ることが期待できます。「新型うつ」の社員に「腫れ物対応」をせず、「叱咤激励」を恐れず、「うつ」という診断名を過度に意識することなく、職場環境を整えつつ協力しながら全員で抱える対応のしくみを充実させていくことが大切だと考えられます。

補　章　研究に用いた方法の紹介

1　質的研究法

質的研究法は、記述的なデータを用いて言語的・概念的な分析を行い、容易に数値化することのできない多様な現象を明らかにすることを目指します（原田、二〇〇九）。原田（二〇〇九）は、質的研究の特徴として以下の三点を挙げています。

①自然な状況や文脈を重視する。空間的文脈を重視し、できるだけ自然な状況や文脈のなかで面接や観察などを行うことにより、より日常場面に近い形でデータを取得することができる。

②社会的相互作用やプロセスといった時間的文脈を重視する。会話のような社会的相互作用の検討や、関心下の事柄の時間的経過に沿った記述・分析に有用である。

③当事者の視点とその多様性を考慮する。当事者の体験を自身の言葉で語ることにより得られたデータは、研究者にとって新たな発見の要素を豊富に含んでいる。

また、Bogdan & Biklen（1998）は以下の四点を質的研究の共通属性として挙げています。

①自然なコンテクストのなかでデータ収集を行う
②プロセスに注目し、事柄の全体像を、時間的順序を大切にしながら明らかにする
③具体的な事実から一般的な命題を引き出す帰納的分析を行う
④研究者の解釈を押し付けるのではなく、当事者にとっての意味を現象学的に捉えようとする

本書では、第4章、第5章、第6章、第7章、第10章、第11章で扱った研究において質的研究法を用いました。具体的にはグラウンデッド・セオリー・アプローチ（GTA）と、修正版グラウンデッド・セオリー・アプローチ（M-GTA）です。以下、それぞれについてご紹介します。

2　グラウンデッド・セオリー・アプローチ（GTA）

第7章、第10章、第11章でご紹介した研究は、グラウンデッド・セオリー・アプローチ（GTA）（Glaser & Strauss, 1967）を使用しています。GTAは、データに基づいて分析を進め概念を抽出し、概念同士を体系的に関係づけ、現象の構造とプロセスを把握し、相互行為や出来事を説明しようと試みる（戈木、二〇〇六）分析方法です。以下、戈木（二〇〇六）に基づいて説明します。GTAの特徴は、データから抽出した複数の概念（カテゴリー）を体系的に関係づけた枠組みをつくりあげることです。つまり、抽象度の高い現象の構造とプロセスとを把握し、ある状況をある人（たち）がどう捉え、どう反応するのか、どのような行為／相互行為や出来事が起こるのかを説明しようと試みるアプローチです。

GTAでは、ひとまとまりの社会的現象について、社会や他者との相互作用のなかで、当事者が自分の経験をどのように意味づけ、どのように感じるのか、そしてそれに基づいてどう行動するのかを、複数のカテ

ゴリーを使って包括的に捉えようとします。現象の構造とプロセスを理解することで、ある状況から別の状況に変化するプロセスを、多様なヴァリエーションをも含めて把握しようとするものです。

木下（二〇〇三）は、GTAの主要な特性を次の五点にまとめています。

①データに密着した分析から独自の説明概念を作り、それらによって統合的に構成された、説明力に優れた理論である。

②継続的比較分析法による質的データを用いた研究によって生成された理論である。

③人間と人間の直接的なやりとり、すなわち社会的相互作用に関係し、人間行動の説明と予測に有効であり、また、研究者によってその意義が確認されている研究テーマによって限定された範囲内における、説明力に優れた理論である。

④人間の行動、とりわけ他者との相互作用の変化を説明できる、動態的説明理論である。

⑤実践的活用を明確に意図した理論であり、行動の変化と多様性をある程度説明できる理論である。

第7章、第10章、第11章で扱った研究において行われた分析は、以下の手順で実施されました。

①インタビュー調査によって得られた言語データを意味のまとまりごとに区切る（切片化）。

②切片化したそれぞれの内容を明瞭に表す名前をラベルとして付ける（コード化）。

③コード化されたデータの意味内容を比較し、類似した内容のコードを一つのカテゴリーとしてまとめる（カテゴリーの生成）。

④生成されたカテゴリーの意味内容を比較し、類似した内容のカテゴリーをカテゴリーグループとしてまとめる（カテゴリーグループの生成）。

⑤データの収集および分析を繰り返すことによって新しいデータが追加されるごとに、既に生成されたカ

テゴリーに当てはまるかどうかを確認し、既存のカテゴリーで説明できないデータについては新しいカテゴリーを作成する。カテゴリー名の修正や、カテゴリーの消去やカテゴリー同士の統合についても、継続的に検討し実施する（カテゴリーの精緻化）。

⑥最後に、カテゴリーやカテゴリーグループ同士の位置関係を吟味し、仮説を視覚的に一つの図としてまとめたモデル図を作成する。

3 修正版グラウンデッド・セオリー・アプローチ（M‐GTA）

第4章、第5章、第6章で扱った研究は、修正版グラウンデッド・セオリー・アプローチ（M‐GTA）（木下、二〇〇三）を用いました。

上記で紹介したGTAに、木下（二〇〇三）の解釈と分析法の提案を含め実践しやすくした「修正ストラウス・グレーザー版GTA」とも言えるのがM‐GTAです。M‐GTAはオリジナルのGTAから、①理論生成への志向性、②データに基づくという原則、③経験的実証性、④意味の深い解釈、⑤応用を検証とする、という五点を基本特性として継承しています。そのうえで木下（二〇〇三）は、M‐GTAの主要な特性として次の六点を挙げています。

①データの切片化を行わず、独自のコーディング方法と「研究する人間」の視点とを組み合わせ、手順として明示する。

②データの範囲、分析テーマの設定、理論的飽和化の判断において方法論的限定を行い、分析過程を制御する。

③データに密着した分析をするための、独自のコーディング法を有する。概念を分析の最小単位とし、厳密なコーディングと深い解釈を成立させるために分析ワークシートを作成して分析を進める。

④「研究する人間」の視点を重視する。

⑤面接型調査に有効に活用できる。

⑥解釈の多重的同時並行性を特徴とする。分析作業を段階分けすることなく、概念生成の際に類似例や対極例、さらに、関連すると思われる未生成の概念をも検討する。推測的、包括的思考の同時並行により、理論的サンプリングと継続的比較分析が実行しやすくなっている。

質的研究において、どの分析方法を使用するか判断するためには、その方法がどのような研究に適しているのか理解しておく必要があります。木下（二〇〇三）は、M－GTAを用いるのに適している研究の特徴を以下の三点に絞って簡潔に説明しています。

①グラウンデッド・セオリーは社会的相互作用に関係し人間行動の説明と予測に優れた理論であることが期待されるため、人間と人間が直接的にやり取りをする社会的相互作用に関わる研究であることが基礎的要素となる。

②ヒューマンサービス領域が適している。ただしこの領域でなければ不適だというのではなく、このアプローチの有効性が確実に発揮できるという意味である。研究結果としてまとめられたグラウンデッド・セオリーを実践現場に戻し、そこでの能動的応用が検証になっていくという回路が成り立つことが望ましい。

③研究対象とする現象がプロセス的性格を持っていること。これは、医療・看護系のように健康問題や病気の進行により本人の身体状態が具体的に変化するために現象特性が確実で理解しやすいプロセスとなりやすい場合もあれば、他の領域のように本人の認識や感情の動きなど直接見えにくい変化の場合もある。

M‐GTAは、理論的サンプリングと継続的比較分析を行いますが、データの収集と分析の同時並行性に関しては最初にまとめて収集したベース・データと分析経過に基づき収集された追加データの二段階に分けて進めます。最初にある程度まとまったデータ収集を行い、その分析から始め、必要に応じての追加的データ収集をしていくという流れです。これは単に現実的、便宜的理由によるものだけではなく、対象者の選定を含め最初に行うデータの範囲の限定がすでに分析の一歩となるからです（木下、二〇〇三）。

第4章、第5章、第6章の研究で行ったデータ分析では、概念を全て生成した後、概念同士の関係を検討し、複数の概念のまとまりであるカテゴリーを生成しました。最後に、生成されたカテゴリーや概念の相互関係を検討しながら、分析結果の全体を表す結果図を作成しています。具体的には次の手順で進めました。

①分析テーマについて内容が最も豊富な言語データを読み込み、分析テーマに関連する箇所を具体例として特定し、概念を作成する。

②各概念に一つ分析ワークシートを作成し、概念名、定義、具体例（ヴァリエーション）、理論的メモを記入する。

③概念生成と並行し、他のデータからも具体例を探し、具体例の欄に追加していった。追加する際は、概念名や定義を再検討し修正を重ねる。また、他の概念との関係なども検討し理論的メモに記入する。類似例だけでなく、対極的データについてもチェックし、解釈が恣意的とならないように配慮する。

④全ての概念が確定した後、概念の相互関係を検討しながら、複数の概念から成るカテゴリーを生成する。最後に、それらの関係を図に表した結果図とそれを説明するストーリーラインを作成する。

4　第8章の本人用「新型うつ」関連傷つきやすさ尺度作成について

本人用「新型うつ」関連傷つきやすさ尺度の項目

先行研究や一般書籍において述べられている「新型うつ」の特徴を抽出し、それらをもとに「新型うつ」関連傷つきやすさ尺度の質問項目群を作成しました。KJ法を用い項目を整理した後、精神科医一名、大学教員六名を含む「新型うつ」に詳しい臨床心理専門家一〇名および、「新型うつ」の事例を現場で多く見ており、産業医や医師と密にやり取りした経験を有する企業の管理職社員数名による内容の確認およびアドバイスを得て修正を重ねました。その後再び上記専門家らによる内容の精査を受け、最終的に「新型うつ」に関連する傷つきやすさを表す二三の質問項目が作成されました。

教示文は「あなたは、以下の項目内容のようなことが、日常生活においてどれくらいありますか?」で、「まったくない」から「よくある」の五段階評定で回答を求めています。回答には一点から五点の点数を割り当てました。

「新型うつ」を想定した症状項目と妥当性検討に用いる既存尺度の選定

「新型うつ」に特有な、場面限定的な気分の落ち込みや、気分反応性の状態を示す質問項目を複数用意しました。これらも「新型うつ」関連傷つきやすさ尺度と同様、上記の精神科医および臨床心理専門家によるチェックを受けました。最終的に、「ひどく落ち込んでいる時でも、趣味には楽しみを見出せる」「ひどく落ち込んでいる時でも、友人と一緒に過ごすと気分が上向く時もある」「他の場所に較べて、職場/学校にいると憂うつな気分が強まる」「職場／学校を離れると、気分が晴れる時もある」という四項目が作成されました。

「あなたは、以下の項目内容のようなことが、日常生活においてどれくらいありますか？」という教示文に対し、「まったくない」「めったにない」「たまにある」「ときどきある」「よくある」の五段階評定で回答を求め、一点から五点の点数を割り当てました。

尺度の妥当性検討のために用いた既存尺度は、第8章でご紹介したNVS短縮版です。この尺度の信頼性については、大学生を対象とした調査データから算出したクロンバックの信頼性係数αが示されており、「自己顕示抑制」がα＝.82、「自己緩和不全」がα＝.85、「潜在的特権意識」がα＝.79、「承認・賞賛過敏性」がα＝.85と高く、内的整合性が確認されています。本研究において算出したα係数も、「自己顕示抑制」がα＝.84、「自己緩和不全」がα＝.84、「潜在的特権意識」がα＝.79、「承認・賞賛過敏性」がα＝.82と、十分な信頼性係数αが示されました。

探索的および確認的因子分析

上述した「新型うつ」に関連する対人過敏・傷つきやすさを測定する二三項目と、「新型うつ」を想定した症状四項目、NVS短縮版の二〇項目を併せて、大学生三四九名を対象に調査し、得られたデータは、IBM SPSS Statistics 21を用いた探索的因子分析およびIBM SPSS Amos 21を用いた確認的因子分析を行いました。

二三項目について得点分布を確認したところ、質問項目の得点分布の偏りは見られず、すべての項目を分析対象としました。主因子法による因子分析を行ったところ、固有値の変化は5.655, 2.164, 1.898, 1.271,

表13－1　本人用「新型うつ」関連傷つきやすさ尺度の因子分析結果
（主因子法・Promax 回転後の因子パターン）

	Ⅰ	Ⅱ	Ⅲ
19. 他人の些細な言動にひどく傷つくことがある	.72	.06	−.06
2. 必要以上に，自分を他人と比較してしまう	.71	−.09	−.02
1. 周囲の人が私の事をどう思っているか非常に気になる	.69	−.03	−.07
20. 何か失敗すると長い間落ち込んでしまう	.58	.09	.08
23. 叱られると，自分の全人格を否定されたような気がする	.58	.15	.13
10. 会議や話合いの席で，自分の意見に反対されると非常に腹が立つ	−.01	.75	−.10
7. 嫌いな人の言う事には何でも反発したくなる	.00	.68	.04
6. たとえ自分が悪いと思っていても，非を認めるのは悔しい	−.02	.55	.06
9. 周囲の人は私のことをもっと高く評価すべきだと思う	.09	.52	−.15
3. 人のミスや欠点が気になってイライラしてしまう	.17	.48	−.01
16. 第一印象で苦手だと思った相手は，なるべく避ける	−.13	.47	.16
17. 困難にぶつかると，割とすぐにあきらめてしまう	.01	.05	.79
13. 難しそうなことは，やる前にあきらめてしまう	−.11	.14	.68
14. 問題や困難に対して，解決のために前向きに努力する（R）	.03	.07	−.60
21. 一度失敗しても，次はうまくいくと思える（R）	−.29	.21	−.45
因子間相関	Ⅰ	Ⅱ	Ⅲ
Ⅰ	—	.51	.37
Ⅱ		—	.41
Ⅲ			—

（注）（R）は逆転項目であり，α係数算出の際には得点を逆方向に変換した。
出所：中野（2017）

1.115，0.978…でした。三因子構造が妥当であると考え因子数を三に指定し、主因子法・Promax 回転による因子分析を行いました。その結果、因子負荷量の絶対値が .40 に満たない八項目を削除し、再度因子分析を行いました。Promax 回転後の最終的な因子パターンと因子間相関は表13－1に示すとおりです。なお、回転前の三因子で一五項目の全分散を説明する割合は53.47％でした。

第8章で説明したように、「評価過敏」、「他罰性」、「打たれ弱さ」の三因子構造となっています。すべての因子間に共分散を仮定したモデルで確認的因子分析を行ったところ、適合度指標は $\chi^2=222.878$，$df=87$，$p<.001$，GFI＝.920，AGFI＝.890，RMSEA＝.067と、ほぼ十分な適合

表13－2　「新型うつ」関連傷つきやすさ尺度の下位尺度得点の平均，標準偏差およびα係数

	平均値	標準偏差	α係数
評価過敏	3.27	0.85	.81
他罰性	2.81	0.69	.75
打たれ弱さ	2.67	0.72	.72

出所：中野（2017）

表13－3　「新型うつ」関連傷つきやすさ尺度の下位尺度間の相関

	評価過敏	他罰性	打たれ弱さ
評価過敏	—	.46**	.35**
他罰性	.39***		.32**
打たれ弱さ	.24***	.19***	—

（注）　表中右上が相関係数，左下が偏相関係数
** $p<.01$，*** $p<.001$

出所：中野（2017）

度が示されました。

三つの下位尺度に相当する項目の平均値を算出したところ、「評価過敏」得点（$M=3.27$, $SD=0.85$）、「他罰性」得点（$M=2.81$, $SD=0.69$）、「打たれ弱さ」得点（$M=2.67$, $SD=0.72$）となりました。各下位尺度のα係数は「評価過敏」α＝.81、「他罰性」α＝.75、「打たれ弱さ」α＝.72であり、十分な値であると考えられました（表13－2）。

「新型うつ」関連傷つきやすさ尺度の下位尺度間の相関係数は$r=.32$～$.46$であり（$p<.01$）、求められる二変数以外の変数の影響をコントロールした偏相関係数は$r=.19$～$.39$で有意な正の相関が示されています（$p<.001$）。その結果を表13－3に示します。

また、「新型うつ」関連傷つきやすさ尺度とNVS短縮版の下位尺度はいずれも有意な正の相関（$r=.19$～$.74$, $p<.01$）が示されています。「他罰性」と「潜在的特権意識」は比較的高い正の相関関係（$r=.52$, $p<.01$）にあり、また、NVS短縮版の下位尺度のすべては「評価過敏」と比較的高い正の相関関係（$r=.47$～$.74$, $p<.01$）にありました（表13－4）。

男女別の比較では、「評価過敏」下位尺度について、男性より女性のほうが有意に高い得点を示しています（$t=-4.21$, $df=347$, $p<.001$）。「他罰性」と「打たれ弱さ」については有意な男女差は見られませんでし

表13-4　「新型うつ」関連傷つきやすさ尺度と NVS 短縮版との相関

	評価過敏 (*M*=3.27, *SD*=0.85)	他罰性 (*M*=2.81, *SD*=0.69)	打たれ弱さ (*M*=2.67, *SD*=0.72)
自己顕示抑制 (*M*=3.27, *SD*=0.96)	.54**	.28**	.22**
自己緩和不全 (*M*=2.89, *SD*=0.92)	.47**	.26**	.19**
潜在的特権意識 (*M*=2.65, *SD*=077)	.55**	.52**	.21**
承認・賞賛過敏性 (*M*=2.92, *SD*=0.90)	.74**	.47**	.33**

** $p<.01$
出所：中野（2017）

た。男性も女性も、「新型うつ」関連傷つきやすさ尺度の三つの下位尺度は $r=.24$～$.50$ の弱いあるいは中程度の正の相関を示しています（表13-5）。

第8章で述べたとおり、「新型うつ」関連傷つきやすさ尺度の下位尺度全てが、「新型うつ」を想定した症状項目の「他の場所に較べて、職場／学校にいると憂うつな気分が強まる」「職場／学校を離れると、気分が晴れる時もある」と微弱あるいは弱い相関関係（$r=.165$～$.332$, $p<.01$）にありました。また、「評価過敏」は「ひどく落ち込んでいる時でも、趣味には楽しみを見出せる」と微弱な負の相関関係（$r=-.192$, $p<.01$）にあり、「打たれ弱さ」は、「ひどく落ち込んでいる時でも、友人と一緒に過ごすと気分が上向く時もある」と微弱な負の相関関係（$r=-.122$, $p<.05$）にありました（表13-6）。

5　第9章の他者用「新型うつ」関連傷つきやすさ尺度作成について

他者用「新型うつ」関連傷つきやすさ尺度の質問項目の作成

まず、「新型うつ」に関する先行研究や一般書籍などに基づき、

表13－5　「新型うつ」関連傷つきやすさ尺度の下位尺度の男女別相関

	他罰性	打たれ弱さ	評価過敏
他罰性	— —	.35** .29**	.50** .42**
打たれ弱さ		— —	.44** .24**
評価過敏			— —

** $p<.01$
上：男性，下：女性
出所：中野（2017）

表13－6　「新型うつ」関連傷つきやすさ尺度と「新型うつ」を想定した症状項目との相関

	評価過敏	他罰性	打たれ弱さ
ひどく落ち込んでいる時でも，趣味には楽しみを見出せる	−.19**	−.06	−.10
ひどく落ち込んでいる時でも，友人と一緒に過ごすと気分が上向く時もある	.04	−.06	−.12*
他の場所に較べて，職場／学校にいると憂うつな気分が強まる	.27**	.29**	.33**
職場／学校を離れると，気分が晴れる時もある	.17**	.21**	.18**

* $p<.05$，** $p<.01$
出所：中野（2017）

その特徴を示す項目群を作成しました。次にそれらの特徴を職場において他者が判別可能な表現となるように変更しました。主な先行研究は、阿部（二〇〇九）、広瀬（二〇〇八）、笠原（一九八八）、松浪（一九九一）等です。その後ＫＪ法を使用し項目内容を整理した結果、「回避傾向」「他罰傾向」「打たれ弱さ傾向」という三つの特徴カテゴリーが生成されました。その後、大学教授を含む、「新型うつ」の詳細な知識を有する臨床心理士やＥＡＰのカウンセラーなど臨床心理専門家による内容の確認およびアドバイスを得て項目内容の修正を重ねました。さらに、ある企業の協力を得て、「新型うつ」を現場で身近に目にしている管理職社員数名による内容の精査を受けました。最終的に、他者が判別可能な「新型うつ」に関連する特徴を表す一八の質問項目が作成されました。教示文は次のとおりです。「身近な人（働いている成人）で、『傷つきやすく、打たれ弱い』と思う人を一人思い浮かべてください。下記の各項目を読んで、その人に当てはまる番号に〇をつけてください。」

評定項目は、「まったくない」「めったにない」「ときどきある」「よくある」の四つに加え、「わからない・知らない」という選択肢を用意しました。

「新型うつ」症状を想定する項目の作成

他者用「新型うつ」関連傷つきやすさ尺度の妥当性を検討するためには、「新型うつ」の症状を想定する項目との相関関係の確認が必要です。そこで、「新型うつ」の症状に特有な、場面限定的な気分の落ち込みや、気分反応性を示す質問項目を複数用意し、他者の目から判断可能な表現に変更しました。これらの項目についても上記臨床心理専門家や管理職社員らによるチェックを受け、最終的に以下の四つの項目が作成されました。

・「仕事でトラブルや嫌なことがあると、早退したり会社を休んだりする」
・「連休後や月曜日に遅刻したり会社を休んだりする」
・「仕事中は常に元気がなく、「うつ」っぽい様子だ」
・「仕事以外の時間は楽しく過ごすことができる時もあるようだ」

項目を作成した後、他者用「新型うつ」関連傷つきやすさ尺度草案の作成、内的一貫性による信頼性の検討および「新型うつ」症状を想定する項目との関連による妥当性の一部検討を目的として、質問紙調査を実施しました。

調査対象者は、企業で就労している社会人としました。将来的に尺度を企業内で上司が使用することを想定し、主に管理職社員を対象としました。本研究の調査協力者のほとんどが勤務するC社は、社員二千名を超え、業種は製品の研究開発、製造・販売でした。企業全体でメンタルヘルスへの関心が非常に高く、定期的にメンタルヘルスの研修を実施しており、特に管理職社員は「新型うつ」への関心が高いといいます。本研究の対象者となる管理職社員のなかには「新型うつ」と思われる社員を部下に持った経験のある人物も少なくないとのことでした。

質問紙の構成

質問紙の構成は以下のとおりでした。

①他者用「新型うつ」関連傷つきやすさ尺度の質問項目（一八項目、「まったくない」から「よくある」の四段階評定）を、カテゴリー分類名を取り除き、項目の配列順をランダムに並べ替えました。

②「新型うつ」傾向を示す質問（四項目、「まったくない」から「よくある」の四段階評定）を、「他者用『新

表13－7　他者用「新型うつ」関連傷つきやすさ尺度の因子分析結果
（主因子法・Promax 回転後の因子パターン）

	Ⅰ	Ⅱ
16. 新しい仕事に対して，過度に不安な様子が見られる	.75	－.07
8. 他者に対して，陰口や批判的な発言をする	.73	.00
7. 仕事のミスを他者や環境のせいにする	.70	.00
18. 一旦落ち込むと，立ち直るのに時間がかかるように見える	－.65	.12
14. 他者のささいな言動で過度に傷ついた様子になる	－.49	.03
17. 問題や困難に出会っても，あきらめずに頑張っている	－.44	－.14
1. どんな仕事にも意欲的に取り組んでいる	－.42	－.23
5. 問題が起こったら，解決のために前向きに努力しているように見える	.01	.73
15. 自分の意見に反対されると，過度に落ち込んだ様子になる	－.05	.65
10. 他者の言動を，過度にネガティブに受け止める	－.01	.61
13. ミスを指摘されたり注意を受けたりすると，過度に落ち込んだ様子になる	.13	.56
因子間相関	Ⅰ	Ⅱ
Ⅰ	—	－.14
Ⅱ		—

出所：中野（2016b）

型うつ』関連傷つきやすさ尺度」の質問項目に加え、ランダムに並べ替えて使用しました。

他者用「新型うつ」関連傷つきやすさ尺度の探索的因子分析

一八の項目について得点分布の偏りは見られませんでした。主因子法による因子分析を行い、後述する確認的因子分析における二因子モデルの適合度、および自己愛の因子構造など理論的な理由から、二因子構造を採用しました。因子負荷量の絶対値が.40に満たない七項目を削除し、再度因子分析を行ったプロマックス回転後の最終的な因子パターンは表13－7のとおりです。

下位尺度間の関連および信頼性の検討

逆転項目の得点を変換し、各下位尺度の項目平均値を算出し、「他責的不安の高さ」下位尺度得点（$M=2.58$, $SD=0.58$）、「他者評価への過敏反応」下位尺度得点（$M=2.96$, $SD=0.54$）としました。

各下位尺度のα係数を算出したところ、$\alpha = .79$ と $\alpha = .73$ でした。二つの下位尺度間相関は $-.05$ でした。

「新型うつ」症状を想定する項目との相関

一八の質問項目のうち、「ささいな失敗で過度に落ち込んだ様子になる」「一旦落ち込むと、立ち直るのに時間がかかるように見える」「他者のささいな言動で過度に傷ついた様子になる」など、傷つきやすさや打たれ弱さを示す項目のほとんどが「新型うつ」傾向を示す四項目のいずれかと $r = .45$（$p < .001$）前後の有意な正の相関関係にありました。

下位尺度では、「他責的不安の高さ」因子が「仕事でトラブルや嫌なことがあると、早退したり会社を休んだりする」（$r = -.39$, $p < .01$）と「連休後や月曜日に遅刻したり会社を休んだりする」（$r = -.46$, $p < .01$）の二項目と負の相関関係にありました。また、「他者評価への過敏反応」因子は「仕事以外の時間は楽しく過ごすことができる時もあるようだ」と中程度の正の相関関係（$r = .53$, $p < .01$）にありました。

他者用「新型うつ」関連傷つきやすさ尺度の確認的因子分析

他者用「新型うつ」関連傷つきやすさ尺度の一一項目が二因子構造となることを確かめるために、Amos21.0を用いて確認的因子分析を行いました。二つの因子からそれぞれ該当する項目が影響を受け、すべての因子間に共分散を仮定したモデルで分析を行ったところ、適合度指標は $\chi^2 = 108.418$, $df = 43$, $p < .001$, GFI＝.857, AGFI＝.780, RMSEA＝.125となりました。適合が良いとは言えない結果ですが、これはサンプル数の不足も影響していると考えられます。

なお三因子モデルとした場合の適合度は、$\chi^2 = 155.471$, $df = 62$, $p < .001$, GFI＝.797, AGFI＝.703,

RMSEA＝.125であり、二因子モデルよりも低いことから、二因子モデルの方が妥当と考えられます。

おわりに

本書でご紹介した研究では、「新型うつ」に対する多面的な理解と対応について扱いました。うつ病に対しては、「叱咤激励してはならない」「励ましてはならない」といった対応方法が常識として世間に広まっているだけに、「うつ病を意識しすぎない」「必要に応じて背中を押す」「褒めつつ叱る」といった対応に違和感や抵抗感を持つ人は少なくないでしょう。まずは「うつ」の多様性の周知や、各事例を慎重に検討し適切な対応を行うことの大切さを再認識する必要があると言えます。

一方で、「うつ」の多様性や複雑さを認識して、それぞれの事例を慎重に検討し査定することを怠らなければ、「メランコリー親和型」「新型うつ」などの名前をつけることには大して意味がないとも言えます。治療に役立つか否かという視点に立ったとき、「新型うつ」というラベルを付けることは無意味であるどころか、スティグマ（ネガティブな烙印）、決めつけ、ジャッジメントなどを生むことにもなりかねません。世間で「新型うつ」にネガティブなイメージが付いてしまっているのなら、クライエントに対して「新型うつ」の名前を用いることはマイナスでしかないと思います。ただ、企業における「うつ」は過労が原因のものだけではないこと、厳密には適応障害の診断基準は満たさないけれど「小さな傷つき」を蓄積させていき、いつのまにか職場に適応できなくなってしまうケースが数多くあることは多くのかたに知っておいていただきたいと思います。

本書でご紹介してきた研究は、「新型うつ」の典型的でわかりやすい事例のみを対象としてきました。しかしそのような「新型うつ」の典型例はむしろ珍しく、「新型うつ」なのか従来型のうつ病なのか判別に迷うような、様々な要素が入り混じった複雑な事例が多いことも事実です。

「新型うつ」に関する研究を扱ってきた本書の内容としては逆説的かもしれませんが、様々なタイプの「うつ」を分類して各分類に対する決まりきったマニュアルを作成するのではなく、個別の事例を慎重に検討し、必要なときに必要な対応を適宜行っていく臨機応変さや柔軟さは不可欠です。これはごく当たり前のことに聞こえるかもしれませんが、「うつ」については未だ「励ましてはならない」ことが絶対的なルールとして信じられている部分があり、包括的な視点で柔軟に成長支援を行っていくという発想に違和感を覚える人が多いのではないでしょうか。しかし、「新型うつ」に代表されるような対人葛藤がメインテーマとなる抑うつが多い現代においては、クライエントの内的な成長支援の視点を持つことは非常に重要であると思われます。そして「従来型」「新型」という枠に過度にとらわれることなく、個別事例をしっかりと検討し、症状の査定や介入計画の作成を行う姿勢が求められるでしょう。

「新型うつ」に対するセラピストに必要な心構えとして、第10章および第11章において「陰性感情の制御」や「気持ちの受け止め」などが挙げられています。これらを踏まえ私個人は、セラピストにとって最も大切なのは「クライエント理解のための想像力」ではないかと考えます。目先の他罰的な発言やアンビバレント（両価的）な言動にとらわれず、クライエントがどのような日常を送っているのかイメージを膨らませつつ、クライエントの思考や感情や行動を理解しようと様々に想像力を働かせることが大切ではないでしょうか。クライエントの自己評価の不安定さや、蓄積された小さな傷つき体験を見過ごすことなく、「反省のなさ」、「怠け」、「甘え」と言われているものの裏に何があるのか、「新型うつ」として括られている各事例で何が起きているのかを丁寧にアセスメントする姿勢が大切です。クライエントが自身の「正義」を唯一無二のものであるとして、それを基準にすべてをジャッジする傾向にある場合は、セラピストはその感じ方や考え方にネガティブな印象を持ち、彼ら自身がクライエントをジャッジせずにいることは難しいかもしれません。しかし、クライエントの感じ方や考え方を持つに至った文脈を、クライエントと一緒に距離を取って客観的に眺め、理解することは非常に重要です。クライエントとともに別の考え方の可能性を検討していくにしても、その前に、まずはクライエント自身の感情や考えを振り返り、それを持つに至った文脈をジャッジすることなく理解する必要があるでしょう。当然のことですが、大切なのはジャッジメントではなくアセスメントであることを、陰性感情にとらわれて忘れないように留意したいものです。

企業においては少なくとも、「小さな傷つき」体験に対して「そんなことで傷つくなんて弱い」「そんなんじゃ世の中渡っていけないぞ」などと自身の価値観や「強さ」の基準を相手に押し付けることだけは避けるような心理教育が広まってほしいと思います。「新型うつ」は「甘え」だと決めつけ個別の事例の背景や当該社員を理解しようと努力しない怠慢さは、それこそ「甘え」であると言われても仕方ないと考えます。

本書の研究で示された「成長支援」や「気づきの支援」は、「新型うつ」のみでなく、うつ病予防や健康な企業社員のメンタルヘルス維持のためにも有効です。「成長支援」は上司でなくとも、「気づきの支援」はセラピストでなくとも、家庭や学校などの様々な場面で応用することが可能です。本書の研究により得られた知見をベースに、今後は「新型うつ」や「うつ病」の枠を超え、日本の若手社員の成長支援をテーマとし、更なる研究を行っていければ幸いです。

二〇一七年一二月一〇日

中野美奈

謝辞

本書の出版に際して、多くの方々からご助力を賜りました。末筆ではありますが、そうした方々に感謝の意を述べたいと思います。

本書で紹介した研究を遂行し博士論文をまとめるに当たり、東京大学大学院の下山晴彦教授には、丁寧かつ熱心にご指導ご鞭撻を賜りました。また、論文指導委員をお引き受けくださった原田誠一先生と星野崇宏先生には、専門的見地から貴重なアドバイスをいただきました。東京大学大学院の教育学研究科臨床心理学コースの先生方からも、貴重なご指摘やアドバイスをいただきました。また、岡山大学の上地雄一郎先生からも多大なお力添えをいただきました。

インタビュー調査や質問紙調査にあたっては、複数の調査対象企業および大学の方々よりご協力をいただきました。研究の趣旨を理解し快く実施を許可くださった皆様に深く感謝の意を表します。

最後になりますが、現職場および前職場の皆様、友人、家族に心より感謝申し上げます。本当にありがとうございました。

二〇一七年一二月一〇日

中野美奈

引用・参考文献

阿部隆明（二〇〇六）未熟型うつ病　精神療法、第三二巻第三号、二九三－二九九頁

阿部隆明（二〇〇九）ライフステージからみたうつ病——その診断と治療　心身医学、第四九巻第九号、九八七－九九三頁

阿部隆明・大塚公一郎・永野満・加藤敏・宮本忠雄（一九九五）「未熟型うつ病」の臨床精神病理学的検討——構造力動論（W. Janzarik）からみたうつ病の病前性格と臨床像　臨床精神病理、第一六巻、二三九－二四八頁

American Psychiatric Association　日本精神神経学会（監修）髙橋三郎・大野裕（監訳）（二〇一四）ＤＳＭ－５精神疾患の診断・統計マニュアル　医学書院

Beck, A. T. (1979). *Cognitive therapy of depression*（坂野雄二（監訳）（一九九二）うつ病の認知療法　岩崎学術出版社）

Bianchi, R., Schonfeld, I., & Laurent, E. (2014). Is burnout a depressive disorder? A reexamination with special focus on atypical depression. *International Journal of Stress Management*, **21**(4), 307-324.

Bogdan, R. C., & Biklen, S. K. (1998). *Qualitative research for education: An introduction to theory and methods*. 3rd ed. Allyn and Bacon.

Corbin, J., & Strauss, A. (1999). *Basics of qualitative research: Techniques and procedures for developing grounded theory*. 3rd ed. Sage Publications.（操華子・盛岡崇（訳）（二〇一二）質的研究の基礎——グラウンデッド・セオリー開発の技法と手順　医学書院）

傳田健三（二〇〇九）若者の「うつ」——「新型うつ病」とは何か　筑摩書房

独立行政法人労働政策研究・研修機構（二〇一二）職場におけるメンタルヘルス対策に関する調査　平成二四年三月三〇日〈http://www.jil.go.jp/institute/research/2012/100.htm〉（二〇一六年一一月三日閲覧）

独立行政法人労働政策研究・研修機構（二〇一六）「人材（人手）不足の現状等に関する調査」（企業調査）結果及び「働き方のあり方等に関する調査」（労働者調査）結果　平成二八年一二月二七日〈http://www.jil.go.jp/institute/

research/2016/162.html〉（二〇一七年八月二四日閲覧）
榎本稔（二〇一〇）かくれ躁うつ病が増えている　法研
福西勇夫（二〇一〇）「非定型うつ病」がわかる本　法研
Gabbard, Glen O. (1989). Two subtypes of narcissistic personality disorder. *Bulletin of the Menninger Clinic*, **53**(6), 527-532.
Glaser, B., & Strauss, A. (1967). *The discovery of grounded theory : Strategies for qualitative research.* Aldine Publishing Company.
原田杏子（二〇〇九）質的研究　下山晴彦（編）よくわかる臨床心理学　改訂新版　ミネルヴァ書房　二三〇－二三一頁
Harris, A., Zorianna, H., & Alberto, C. (2010). Using self-reports of symptom severity to measure and manage workplace depression. *Journal of Occupational & Environmental Medicine*, **52**(4), 363-374.
林公一（二〇〇九）それは、「うつ病」ではありません！　宝島社新書
Herman, J. L. (1992). *Trauma and recovery.* Basic Books.
広瀬徹也（一九七七）〝逃避型抑うつ〟について　宮本忠雄（編）躁うつ病の精神病理　二　弘文堂　六一－八六頁
広瀬徹也（二〇〇八）逃避型抑うつとディスチミア親和型うつ病（特集 うつ病周辺群のアナトミー）――（うつ病周辺群への考察）　臨床精神医学　第三七巻第九号、一一七九－一一八二頁
五十嵐良雄（二〇一三）職場のうつに対するリワークプログラムの治療的役割　こころの科学、第一六九号、四七－五三頁
井原裕（二〇〇九）激励禁忌神話の終焉　日本評論社
池上和範・江口将史・大﨑陽平・中尾智・中元健吾・日野亜弥子・廣尚典（二〇一四）若年労働者のメンタルヘルス不調の特徴と対策――自由回答式質問票を用いた横断調査　産業衛生学雑誌、第五六巻、七四－八二頁
生田孝（二〇一四）臨床現場における「新型うつ病」について　労働安全衛生研究、第七巻第一号、一三－二一頁
岩橋和彦・榎本稔・深間内文彦（二〇一〇）かくれ躁うつ病が増えている　法研
岩永洋一・中根秀之・中根充文（二〇〇八）うつ病周辺群の診断と治療を考える――逃避型抑うつの一症例を通して　臨床精神医学、第三七巻第九号、一一二五－一一二八頁

人事院（二〇一三）平成二三年度国家公務員長期病休者実態調査結果の概要　平成二五年三月一二日〈http://www.jinji.go.jp/kisya/1303/23tyouki.pdf〉（二〇一七年八月七日閲覧）
貝谷久宣（二〇〇七）きまぐれ「うつ」病――誤解される非定型うつ病　筑摩書房
貝谷久宣（二〇〇八）現代人に影を落とす「新型うつ病」とは　イミダス編集部（編）imidas SPECIAL 世界と日本の地勢を読み解く時事力　集英社　一二四－一二五頁
亀田高志（二〇一一）部下の心の病に備える管理職のメンタル対応のツボ　日経情報ストラテジー、二〇一一年一月号、一五四－一五七頁
上地雄一郎・宮下一博（二〇〇五）コフートの自己心理学に基づく自己愛的脆弱性尺度の作成　パーソナリティ研究、第一四巻第一号、八〇－九一頁
上地雄一郎・宮下一博（二〇〇九）対人恐怖傾向の要因としての自己愛的脆弱性、自己不一致、自尊感情の関連性　パーソナリティ研究、第一七巻第三号、二八〇－二九一頁
菅野章子（二〇一二）産業看護職による新型うつ病社員への支援　産業看護、第四巻第五号、六六－六九頁
笠原嘉（一九八八）退却神経症――無気力・無関心・無快楽の克服　講談社
笠原嘉（一九八九）二〇歳代のうつ状態――いわゆる葛藤反応型うつ病をめぐって　笠原嘉（編）躁うつ病の精神病理五　弘文堂　二二五－二四八頁
笠原嘉・木村敏（一九七五）うつ状態の臨床的分類に関する研究　精神神経学雑誌、第七七巻、七一五－七三五頁
柏陽平（二〇一三）従来のうつ病イメージにそぐわない、いわゆる「新型うつ」とは　プロジェクトマネジメント学会誌、第一五巻、五〇－五三頁
Kato, T. A. Shinfuku, N. Fujisawa, D. et al.（2011）. Introducing the concept of modern depression in Japan: An international case vignette survey. *Journal of Affective Disorders*, 135, 66-76.
鹿取廣人・杉本敏夫・鳥居修晃（二〇一六）心理学［第五版］　東京大学出版会
川喜田二郎（一九六七）発想法――創造性開発のために　中央公論社
警察庁（二〇一七）平成二八年中における自殺の状況　平成二九年三月二三日〈https://www.npa.go.jp/safetylife/seianki/jisatsu/H28/H28_jisatunojoukyou_01.pdf〉（二〇一七年八月二五日閲覧）

木下康仁（二〇〇三）グラウンデッド・セオリー・アプローチの実践――質的研究への誘い　弘文堂
公益財団法人日本生産性本部（二〇一二）第六回『メンタルヘルスの取り組み』に関する企業アンケート調査結果　平成二四年一一月八日〈http://activity.jpc-net.jp/detail/mhr/activity001359.html〉（二〇一七年八月七日閲覧）
厚生労働省（二〇〇六）労働者の心の健康の保持増進のための指針　平成一八年三月〈http://www.mhlw.go.jp/houdou/2006/03/dl/h0331-1b.pdf〉（二〇一七年八月七日閲覧）
厚生労働省（二〇〇九）改定　心の健康問題により休業した労働者の職場復帰支援の手引き〈https://kokoro.mhlw.go.jp/brochure/worker/files/H25_Return.pdf〉（二〇一七年一月八日閲覧）
厚生労働省（二〇一三）平成二四年労働者健康状況調査結果〈http://www.mhlw.go.jp/toukei/list/h24-46-50.html〉（二〇一六年一二月二一日閲覧）
厚生労働省労働基準局安全衛生部　労働衛生課産業保健支援室（二〇一四）改正労働安全衛生法に基づくストレスチェック制度について〈http://www.mhlw.go.jp/bunya/roudoukijun/anzeneisei12/pdf/150422-1.pdf〉（二〇一六年一一月四日閲覧）
厚生労働省（二〇一五）平成二六年（二〇一四）患者調査の概況〈http://www.mhlw.go.jp/toukei/saikin/hw/kanja/14/〉（二〇一六年一二月二一日閲覧）
厚生労働省（二〇一六）平成二七年「労働安全衛生調査（実態調査）」の概況　平成二八年一〇月一三日〈http://www.mhlw.go.jp/toukei/list/dl/h27-46-50_gaikyo.pdf〉（二〇一七年八月二五日閲覧）
厚生労働省（二〇一七）平成二八年度「脳・心臓疾患と精神障害の労災補償状況」まとめ　平成二九年六月三〇日〈http://www.mhlw.go.jp/stf/houdou/0000168672.html〉（二〇一七年八月二五日閲覧）
倉成央（二〇一〇）あなたの身近な人が「新型うつ」かなと思ったとき読む本　すばる舎
前田高幸・生和秀敏・岩永誠（二〇〇五）自己愛傾向が行動的回避に及ぼす影響についての検討　広島大学総合科学部紀要Ⅳ理系編、第三一巻、三一－四一頁
松浪克文（一九九一）社会変動とうつ病　社会精神医学、第一四巻、一九三－二〇〇頁
松浪克文・上瀬大樹（二〇〇六）現代型うつ病　精神療法、第三二巻第三号、三〇八－三一七頁
松浪克文・上瀬大樹・秋久長夫（二〇一三）現代型うつ病をめぐる議論の行方　臨床精神医学、第四二巻第八号、九八三

－九八九頁

McTernana, W., Dollarda, M. & LaMontagneb, A. (2013). Depression in the workplace: An economic cost analysis of depression-related productivity loss attributable to job strain and bullying. *Work & Stress: An International Journal of Work, Health & Organisations*, **27**(4), 321-338.

Mineyama, S., Tsutsumi, A., Takao, S., Nishiuchi, K. & Kawakami, N. (2007). Supervisors, attitudes and skills for active listening with regard to working conditions and psychological stress reactions among subordinate workers. *Journal of Occupational Health*, **49**(2), 81-87.

村中昌紀・山川樹・坂本真士（二〇一七）対人過敏・自己優先尺度の作成――「新型うつ」の心理学的特徴の測定　心理学研究、第八七巻第六号、六二二－六三二頁

永田俊代（二〇〇四）職場不適応者にみられるうつ状態について　臨床教育心理学研究、第三〇巻第一号、一－八頁

中川誠秀・広瀬徹也（二〇〇六）うつ病概念の変遷　医学のあゆみ、第二一九巻第一三号、八九三－八九七頁

中野美奈（二〇一四）「新型うつ」の特徴を有するうつ病社員への上司の対応　臨床心理学、第一四巻、二三五－二四三頁

中野美奈（二〇一五ａ）うつ病を患う部下への上司の対応と心情――従来型のうつ病と「新型うつ」の比較　臨床心理学、第一四巻、五四七－五五六頁

中野美奈（二〇一五ｂ）産業領域の「新型うつ」に対する心理援助専門家の介入に関する質的研究　産業・組織心理学研究、第二九巻、三－一四頁

中野美奈（二〇一六ａ）産業看護職が捉えた産業領域の「新型うつ」の特徴とその背景　産業・組織心理学研究、第三〇巻、七一－七九頁

中野美奈（二〇一六ｂ）他者用「新型うつ」関連傷つきやすさ尺度作成の試み――管理職社員を対象とした予備調査　心理臨床学研究、第三四巻第二号、二〇七－二一二頁

中野美奈（二〇一七）「新型うつ」関連傷つきやすさ尺度作成の試み――大学生を対象とした予備調査　東京大学大学院教育学研究科臨床心理学コース紀要、第四〇集、八－一四頁

中山留美子・中谷素之（二〇〇六）青年期における自己愛の構造と発達的変化の検討　教育心理学研究、第五四巻、一八

八－一九八頁
夏目誠・花谷隆志・藤井久和（二〇〇五）適応障害――職場不適応症を中心に、精神科医の立場から　産業ストレス研究、第一二巻第四号、二七五－二八三頁
夏目誠・太田義隆・浅尾博一・藤井久和（一九八二）職場不適応症について――受診状況調査、発生要因と治療を中心として　産業医学、第二四巻第五号、四五五－四六四頁
ＮＨＫスペシャル（二〇一二）ＮＨＫスペシャル反響編　職場を襲う〝新型うつ〟平成二四年九月二七日〈http://www6.nhk.or.jp/special/detail/index.html?aid=20120927〉（二〇一七年八月六日閲覧）
ＮＨＫ取材班（編著）（二〇一三）職場を襲う「新型うつ」　文藝春秋
野村総一郎（二〇一六）メディア用語としての〝新型うつ病〟のその後　臨床精神医学、第四五巻第一号、三七－四二頁
大前晋（二〇一〇）非定型うつ病という概念――四種の定義　精神神経学雑誌、第一一二巻第一号、三－二二頁
Parker, G., Roy, K., Mitchell, P., Wilhelm, K., Malhi, G., & Hadzi-Pavlovic, D. (2002). Atypical depression: A reappraisal. *The American Journal of Psychiatry*, **159**(9), 1470-1479.
Perugi, G., Fornaro, M., & Akiskal S. H. (2011). Are atypical depression, borderline personality disorder and bipolar II disorder overlapping manifestations of a common cyclothymic diathesis? *World Psychiatry*, **10**(1), 45-51.
Ross, R. L., Jones, K. D., Ward, R. L., Wood, L. J., & Bennett, R. M. (2010). Atypical depression is more common than melancholic in fibromyalgia: An observational cohort study. *BMC Musculoskeletal Disorders*, **11**, 120. doi. 10.1186/1471-2474-11-120.
戈木クレイグヒル滋子（二〇〇六）グラウンデッド・セオリー・アプローチ――理論を生みだすまで　新曜社
戈木クレイグヒル滋子（二〇〇八）実践グラウンデッド・セオリー・アプローチ――現象をとらえる　新曜社
斎藤環（二〇一一）「社会的うつ病」の治し方――人間関係をどう見直すか　新潮社
坂部創一・山崎秀夫（二〇一三）情報環境におけるテクノ依存症傾向の新型うつ傾向に及ぼす影響に関する研究　環境情報科学　学術研究論文集、第二七号、三四一－三四六頁
坂元薫（二〇一〇）「現代型うつ病」をどのように解釈するか――その病態と治療的対応　総合臨床、第五九巻第五号、一一九七－一二〇一頁

澤田法英（二〇一三）自ら〝うつ〟であると主張する患者にどう対応すべきか――新型うつ病、発達障害、双極性障害のうつ状態への対処方針　臨床精神医学、第四二巻第二号、二三五－二四二頁

Schmidt, S., Roesler, U., Kusserow, T. & Rau, R.（2014）. Uncertainty in the workplace : Examining role ambiguity and role conflict, and their link to depression-a meta-analysis. *European Journal of Work and Organizational Psychology*, **23**(1), 91-106.

島悟（二〇〇六）労働者の心の健康の保持増進のための指針　産業精神保健、第一四巻、一七二－一七五頁

下山晴彦（一九九七）臨床心理学研究の理論と実践――スチューデント・アパシー研究を例として　東京大学出版会

鈴木瞬・成島直紀・古閑比斗志・松崎一葉（二〇一六）健康生成論に基づいた作業同盟と生活指導が有効であった、「新型うつ病」若手社員の復職例　産業衛生学雑誌、第五八巻第二号、七二－七七頁

鈴木雄太郎（二〇一二）社会の問題としてのうつ病について――うつ病診断の問題点について（解説）新潟医学会雑誌、第一二六巻第一〇号、五二二－五二五頁

社団法人日本産業カウンセラー協会（二〇一六）第一〇回「働く人の電話相談室」結果報告〈http://www.counselor.or.jp/Portals/0/%E3%80%8C%E5%83%8D%E3%81%8F%E4%BA%BA%E3%81%AE%E9%9B%BB%E8%A9%B1%E7%9B%B8%E8%AB%87%E5%AE%A4%E3%80%8D%E7%9B%B8%E8%AB%87%E4%BB%B6%E6%95%B0%E3%81%A8%E7%9B%B8%E8%AB%87%E5%86%85%E5%AE%B9%EF%BC%882016%E5%B9%B410%E6%9C%8817%E6%97%A5%EF%BC%89.pdf〉（二〇一七年八月七日閲覧）

髙原恵子（二〇〇九）カウンセラーが書いた上司のための心理学　ＰＨＰ研究所

高橋美保（二〇〇五）「働くこと」の意識についての研究の流れと今後の展望　東京大学大学院教育学研究科紀要、第四五巻、一四九－一五七頁

高野知樹（二〇一二）新型うつ病の理解と対応　産業看護、第四巻第五号、五八－六一頁

丹下智香子・横山和仁（二〇〇七）事業所におけるメンタルヘルス事例の実態とケアの実施状況　産業衛生学雑誌、第四九巻、五九－六六頁

樽味伸・神庭重信（二〇〇五）うつ病の社会文化的試論――特に「ディスチミア親和型うつ病」について　社会精神医誌、第一三巻、一二九－一三六頁

Tellenbach, H.（1961）. *Melancholie*.（木村敏（訳）（一九七八）メランコリー　みすず書房）
Thase, M. T.（2009）. Atypical depression: Useful concept, but it's time to revise the DSM-IV criteria. *Neuropsychopharmacology*, **34**, 2633-2641.
内村英幸（二〇〇一）無断頻回欠勤について――三〇歳代の社会的逃避の病理　長崎国際大学論叢、第一巻、三一九－三二四頁
van der Kolk, B. A., Pelcovitz, D., Roth, S., Mandel, F. S., McFarlane, A., & Herman, J. L.（1996）. Dissociation, somatization, and affect dysregulation: The complexity of adaptation of trauma. *The American Journal of Psychiatry*, **153**, 83-93.
涌井美和子（二〇〇八）職場のメンタルヘルス最前線――増加する〝新型うつ病社員〟への対処法　ビジネスガイド、第四五巻第五号、四〇－四五頁
Westbrook, D., Kennerley, H., & Kirk, J.（2007）. *An introduction to cognitive behavior therapy: Skills and applications*.（下山晴彦（監訳）（二〇一二）認知行動療法臨床ガイド　金剛出版）
山本美奈子・宗像恒次（二〇一二）労働者のメンタルヘルスと行動特性の影響――共分散構造分析による因果モデルの検証　産業衛生学雑誌、第五四巻、一〇－二一頁
吉野聡（二〇〇九）それってホントに「うつ」？ 間違いだらけの企業の「職場うつ」対策　講談社

索　引

さ 行

た　行

な　行

は　行

ま　行

や　行

ら　行

わ　行

欧　文

《監修者紹介》

下山晴彦（しもやま・はるひこ）

1957年生まれ

1983年　東京大学大学院教育学研究科博士課程中退

東京大学学生相談所助手，東京工業大学保健管理センター専任講師などを経て，

現　在　東京大学大学院臨床心理学コース教授

博士（教育学），臨床心理士

著　書　『公認心理師必携　精神医療・臨床心理の知識と技法』（中嶋義文と共編）医学書院，2016年

『子どものうつがわかる本』（監修）主婦の友社，2015年

『臨床心理学をまなぶ２　実践の基本』東京大学出版会，2014年

『臨床心理学をまなぶ１　これからの臨床心理学』東京大学出版会，2010年

『よくわかる臨床心理学　改訂新版』（編集）ミネルヴァ書房，2009年

『臨床心理アセスメント入門』金剛出版，2008年

《著者紹介》

中野美奈（なかの・みな）

金融業および製造業に勤務した後

2015年　東京大学大学院教育学研究科臨床心理学コース博士課程修了

東京大学大学院教育学研究科臨床心理学コース特任助教，EAP 企業勤務を経て，

現　在　社会医療法人祥和会　脳神経センター大田記念病院勤務

博士（教育学），臨床心理士，産業カウンセラー

著　書　『公認心理師必携　精神医療・臨床心理の知識と技法』（共著）医学書院，2016年

『マインドフルネスのすべて――「今この瞬間」への気づき』（共訳）丸善出版，2016年

ストレスチェック時代の
職場の「新型うつ」対策
——理解・予防・支援のために——

2018年4月30日　初版第1刷発行　〈検印省略〉

定価はカバーに
表示しています

監修者　下山晴彦
著　者　中野美奈
発行者　杉田啓三
印刷者　江戸孝典

発行所　株式会社　ミネルヴァ書房
607-8494　京都市山科区日ノ岡堤谷町1
電話代表　075-581-5191
振替口座　01020-0-8076

共同印刷工業・藤沢製本

ISBN978-4-623-08270-4
Printed in Japan